सफल वक्ता
एवं
वाक्-प्रवीण कैसे बनें

सुरेन्द्र डोगरा 'निर्दोष'

वी एण्ड एस पब्लिशर्स

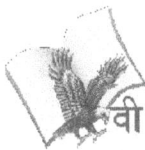

प्रकाशक

वी एण्ड एस पब्लिशर्स

F-2/16, अंसारी रोड, दरियागंज, नई दिल्ली-110002
☎ 23240026, 23240027 • फैक्स: 011-23240028
E-mail: info@vspublishers.com • *Website:* www.vspublishers.com

शाखाः हैदराबाद
5-1-707/1, ब्रिज भवन (सेन्ट्रल बैंक ऑफ इण्डिया लेन के पास)
बैंक स्ट्रीट, कोटी, हैदराबाद-500 095
☎ 040-24737290
E-mail: vspublishershyd@gmail.com

शाखा : मुम्बई
गोदाम 34 ऐट द मॉडल को-आपरेटिब हाउसिंग सोसाइटी लि0,
'साहकार निवास' ग्राउण्ड फ्लोर, नेक्स्ट टू सोबो सेन्ट्रल, मुम्बई - 400 043
☎ 022-23510736
E-mail: vspublishersmum@gmail.com

फ़ॉलो करें:

हमारी सभी पुस्तकें **www.vspublishers.com** पर उपलब्ध हैं

मुद्रक: परम ऑफसेटर्स, ओखला, नई दिल्ली-110020

आत्म-विकास की सर्वश्रेष्ठ पुस्तकें

यह पुस्तक क्यों चुनें

मैंने यह पुस्तक भारतीय परिस्थितियों को मद्देनजर रखते हुए लिखी है। सर्वप्रथम मैं आपको यह विश्वास दिलाना चाहता हूं कि आप अपने लक्ष्य को शीघ्र ही प्राप्त कर सकते हैं और इसके उपरान्त मुझे आपको इस किताब को चुनने के लिए बधाई देनी होगी, क्योंकि यही आपको सफलता की मंजिल तक ले जाएगी। मैं आपको गारंटी दे सकता हूं कि पुस्तक में दी गई तकनीकों को अपनाकर आप बड़ी से बड़ी भीड़ के सामने भाषण देने में भी ठीक वैसे ही आनन्द का अनुभव करेंगे जैसा कि यह किताब पढ़ते समय कर रहे हैं।

मैं आपको बताना चाहूंगा कि वक्ता जन्मजात महान् नहीं होते, बल्कि उन्हें महान् बनने के लिए खूब सिखाया जाता है। 'करत करत अभ्यास के जड़मति होत सुजान' की तरह तकनीकों को सीखने के लिए वे कड़ी मेहनत करते हैं और फिर अच्छे तथा महान् वक्ता बन जाते हैं। आप भी थोड़ी-सी मेहनत करके अपने उद्देश्य में कामयाब हो सकते हैं।

पश्चिमी देशों के लोगों ने इस महत्त्वपूर्ण विषय पर कई खोजें की हैं तथा कई किताबें भी लिखी हैं, लेकिन वे किताबें तथा उनमें दी गई तकनीकें भारतीय परिस्थितियों के अनुकूल नहीं हैं। काफी गहन अध्ययन तथा दिन-रात कड़ी मेहनत करके भारतीय संदर्भों के साथ हिन्दी में अपनी तरह की पहली पुस्तक तैयार की है। इसे लिखने के लिए मैंने एक लंबा समय वनवास की तरह काटा है। अपने माता-पिता, बहन-भाइयों तथा मित्रों से अलग रहा हूं। इन सबने मुझे अलग रहने दिया। इनसे इस तरह का सहयोग न मिलता, तो मैं पुस्तक लिखने में असमर्थ रहता।

मैं उस लड़की का विशेषरूप से आभारी हूं, जिसके कारण मैंने लेखन जगत में कदम रखा तथा अपनी मुंह बोली बहन उदयना का, जिसने पग–पग पर मुझे सराहा तथा पुस्तक लेखन में भरपूर मदद की। मैं उन लोगों का भी आभारी हूं, जिन्होंने दिल खोलकर मेरी आलोचना की तथा व्यक्तित्व में और निखार लाने के लिए मुझे प्रेरित किया।

सच्ची लगन से पुस्तक का अध्ययन करके यदि आप सफलता अर्जित करेंगे, तो मुझे खुशी होगी। मैं समझूंगा कि मैं अपने उद्देश्य में सफल हुआ।

सुरेन्द्र डोगरा 'निर्दोष'

विषय सूची

सफल वक्ता उवाच

वक्ता वह नहीं, जोकि सुंदर बोलने वाला हो, अपितु वह है, जिसका अंतरंग किसी विश्वास से ओत–प्रोत हो।

–इमर्सन

बिना बुद्धि के वक्ता बिना लगाम के घोड़े की तरह होता है।

–ब्यूफ़्रास्टस

वक्ता अपनी गहराई के अभाव को लंबाई में पूरा करता है।

–मांटेस्क्यू

जो वक्ता के शब्दों की ध्वनि की अपेक्षा उस वक्ता का ही अधिक ग़ौर से निरीक्षण करता है, उसे कदाचित् ही कभी निराशा मिलती हो।

–लेवेटर

वक्ता का उद्देश्य एक चीज़ है और उसका चरित्र तथा उसके जीवन का सौंदर्य दूसरी चीज़।

–स्वामी रामतीर्थ

अधिकांश वक्ताओं के बोलने के ढंग में, वर्णन शैली में, उनकी आवाज़ में चित्ताकर्षण और जादू रहता है और वही जादू वाक–कला में आरोपित कर दिया जाता है।

–स्वामी रामतीर्थ

वाक–कला अवसर विशेष के प्रभाव से प्रभावित होकर बनती है।

–रामकुमार वर्मा

वाक-कला केवल शब्दों के चुनाव में ही नहीं, वरन् शब्दों के उच्चारण में, आंखों में और चेष्टा में होती है।

—लीरोशोकी

सर्वोत्तम वाक—कला वह है, जो स्वेच्छया कर्म करा ले और निकृष्ट वह है, जो उसमें बाधा डाले।

—लायड जार्ज

तुम ऐसी वाक-कला दो कि जिसे दूसरी कोई वाक-कला चुप न कर सके।

—तिरुवल्लुवर

सच्ची वाक-कला इसमें ही है कि जितना आवश्यक है, उतना ही कहा जाए, उससे अधिक कुछ नहीं।

—रोशे

जो वाक-कला बनावटी है, या अतिश्रम जन्य है, या सिर्फ़ नक़ली है, अपने साथ एक हीन-दीनता लिए रहती है, दूसरी द ष्टियों से चाहे वह अनुपम ही क्यों न हो।

—बेकन

सोचो चाहे जो, करो वही, जो तुम्हें करना चाहिए।

—फ़्रांसीसी कहावत

भाषण मानव के मस्तिष्क पर शासन करने की कला है।

—प्लेटो

भाषण शक्ति है, भाषण कायल करने के लिए, मत बदलने के लिए और बाध्य करने के लिए है।

—इमर्सन

भाषण मस्तिष्क का दर्पण है।

—सेनेका

आसान है सफल वक्ता बनना

दुनिया के बहुत से व्यक्ति या नेता शायद इसलिए महान् बने, क्योंकि बुद्धिमान होने के साथ-साथ वे एक सफल वक्ता भी थे। आज पं. जवाहरलाल नेहरू, विंस्टन चर्चिल तथा जॉन कैनेडी के महान् भाषण भी उतने ही स्मरणीय हैं, जितनी कि उनकी उपलब्धियां। प्रभावशाली वक्ता न केवल लोगों के बीच ही अपना स्थान बनाता है, बल्कि इससे वह अपने कर्मक्षेत्र एवं व्यक्तिगत जिंदगी में भी दूसरों को प्रभावित करता है। मैंने जिंदगी में सफल होने के लिए बहुत-सी गलतियां की हैं, बहुत सारी समस्याओं को अपने तरीके से सुलझाया है। यह किताब लिखने का मेरा यही उद्देश्य है कि जो गलतियां मैंने की हैं, उन्हें आप न करें। मैं चाहता हूं कि इस किताब में दी गई तकनीकें तथा ढंग आपके समय की बचत करते हुए, आपका उचित मार्ग दर्शन करें, ताकि आप एक सफल वक्ता बन सकें। हालांकि इस क्षेत्र में बहुत-सी किताबें पश्चिमी शैली में लिखी जा चुकी हैं, लेकिन उनमें बताई गई तकनीकें भारतीय जीवन पद्धति पर खरी नहीं उतरतीं। सबसे पहले तो मुझे आपको एक सही किताब चुनने के लिए बधाई देनी चाहिए, क्योंकि कार्य की अच्छी शुरुआत से ही उस कार्य की सफलता का अंदाजा लगाया जा सकता है। अंग्रेजी की एक कहावत है कि well begun is half done यानी अच्छी शुरुआत का अर्थ है कि आधा कार्य संपन्न हो गया।

अगर आप इस किताब का अधिक-से-अधिक फायदा उठाना चाहते हैं, तो आपको यह सोचकर चलना होगा कि मैंने यह किताब केवल तुम्हारे लिए ही लिखी है। भूल जाओ कि कोई और भी इस किताब को पढ़ रहा होगा। यहां जब मैं 'तुम्हारे लिए' शब्द का प्रयोग करता हूं, तो मेरा मतलब सिर्फ आपसे है, जो इस वक्त इस किताब को पढ़ रहा है। आपने देखा

होगा कि बहुत से लोग काफी अच्छे एवं प्रभावशाली ढंग से बातचीत कर लेते हैं, जबकि वे अपने दोस्तों के साथ घर में हों अथवा किसी पार्टी या फिर रेल अथवा बस में सफर कर रहे हों। यदि उन्हें लोगों की अच्छी–खासी भीड़ को संबोधित करना पड़े, तो उनके शब्द रुकने लगते हैं तथा आवाज़ ही नहीं, बल्कि पैर व हाथ भी कांपने लग जाते हैं। आकाशवाणी, रेडियो के लिए कार्यक्रम बनाते समय जब कभी भी मैंने महिला मंडल की गतिविधियों को रिकार्ड करने की कोशिश की, तो मैंने देखा कि शोर मचाकर आसमान को सिर पर उठा लेने वाली महिलाओं के मुंह से माइक्रोफोन, ध्वनि विस्तारक को देखकर शब्द तो ऐसे गायब हो जाते हैं, जैसे गधे के सिर से सींग, लेकिन क्या कभी आपने सोचा है कि भीड़ को संबोधित करते समय या माइक्रोफोन के सामने आते ही शब्द डगमगा क्यों जाते हैं? शायद आपका जवाब कुछ इस तरह से हो :

पहला तो यह कि मैं इतना अच्छा नहीं बोल सकता, जितना कि एक अच्छा वक्ता। दूसरा कारण आपके मन में यह हो सकता है कि मेरी आवाज़ कमरे में उपस्थित हर व्यक्ति तक पहुंच भी पाएगी या नहीं और तीसरा विचार हीनता का हो सकता है कि कहीं मेरे विचार निम्न स्तर के तो नहीं हैं? या फिर कहीं लोग मेरे विचार सुनकर मुझ पर हंस तो नहीं पड़ेंगे?

इसके लिए आपको अपने मन में ये बात बिठानी पड़ेगी कि आप एक अच्छा वार्तालाप कर सकते हैं, लेकिन आपको यह भी सोचकर चलना होगा कि अभी आपमें बहुत से सुधार की जरूरत है। यदि आप ऐसा मानकर चलते हैं और किताब में दी गई तकनीकों को अपने ऊपर लागू करते हैं, तो मैं दावे के साथ कह सकता हूं कि शीघ्र ही आप एक अच्छे वक्ता होंगे। यानी आप लोगों के सामने अपने विचार बेहतर ढंग से प्रस्तुत कर पाओगे। आपकी आवाज़ से संबंधित आपकी सारी चिंताएं काफी हद तक गायब हो जाएंगी। इस तरह एक भीड़ को संबोधित करने में आप बिल्कुल भी नहीं घबराओगे, चाहे भीड़ कितनी ही बड़ी क्यों न हो। हां, थोड़ी–सी घबराहट जरूर हो सकती है, लेकिन यह आपके लिए अच्छी है, हानिप्रद नहीं। यह घबराहट आपकी इच्छा शक्ति के अनुसार गायब भी हो सकती है।

हममें से बहुत सारी बातों में समानता होती है, क्योंकि हम अपने ज्ञान को अपने अनुभवों के आधार पर बढ़ाते हैं, जबकि हमें किसी भी चीज़ के मूल सिद्धांतों का ज्ञान नहीं होता। शायद ऐसा ही हम सफल वक्ता बनने के लिए करते हैं। ऐसा ही एक उदाहरण है कि मेरी एक दोस्त स्कीइंग की

अच्छी खिलाड़ी थी। उसने राष्ट्रीय प्रतियोगिताओं में भाग लिया और फिर 1999 में स्की एशियाड के लिए कोरिया भी गई। उसे मैंने कभी भी अधिक अभ्यास करते नहीं देखा, फिर भी ऐसा कैसे हो गया? वह अकसर उन सबके साथ मुकाबला करती, जिन्होंने उसे सिखाया था तथा उन्हें हमेशा हरा देती थी। मेरे द्वारा कारण पूछने पर उसने बताया कि खेल के मूल सिद्धांतों का ज्ञान होने पर आप कभी भी गलत नहीं खेलोगे, भले ही आप खेल में हार जाओ।

यही बात सफल वक्ता बनने में भी लागू होती है। यदि एक बार आपको वाक्पटुता के मूल नियमों का पता चल गया, तो आपका दिया हुआ भाषण कभी भी गलत अथवा तुच्छ नहीं हो सकता, लेकिन फिर भी आप यह मत सोचो कि यह एक बहुत आसान काम है। यह एक कठिन, किन्तु संभव कार्य है। एक सफल वक्ता बनने के लिए बहुत–से लोगों के अलग–अलग विचार हैं। हर शिक्षक चाहता है कि उसका शिष्य एक सफल, प्रभावशाली वक्ता बने, लेकिन शायद हर कोई अब्राहम लिंकन नहीं बनना चाहता। आप भी यही चाहोगे कि मैं अपने पैरों पर खड़ा होऊं, मेरे अंदर आत्मविश्वास पैदा हो तथा अपने ढंग से भाषण देकर लोगों को प्रभावित, संतुष्ट एवं आकर्षित कर सकूं।

एक नया अंदाज

मैं इस किताब को एक नए अदांज में लिख रहा हूं, ताकि यह आपको कहीं भी बोर न होने दे। आप देखोगे कि मैंने इस किताब की काफी सारी मजाकिया कहानियों, कथनों या फिर भूतकाल या वर्तमान के महान् लेखकों के भाषणों से नहीं भरा है। हालांकि किताब भरने का यह एक अच्छा तरीका है, लेकिन मेरा उद्देश्य किताब भरना नहीं, बल्कि आपके भीतर एक बदलाव लाना है। आपकी कमियों को दूर करके एक महान् वक्ता बनाना ही मेरा उद्देश्य है, जिससे हर पग पर सफलता आपके कदम चूमे।

आपने आत्मविकास के लिए ऐसे लोगों के विचार भी पढ़े होंगे, जो कहते हैं कि महान् बनने के लिए महान् व्यक्तियों की आत्मकथाएं पढ़ना चाहिए, उनके बताए मार्गों पर चलना चाहिए, किन्तु मैं इस विचार से बिल्कुल सहमत नहीं हूं। दूसरों का अनुकरण करने के बजाय मैं चाहता हूं कि आपमें कुछ ऐसा करने का जोश होना चाहिए कि अपने तरीके से चलें तथा जनता आपका अनुकरण करे। यह भी हो सकता है कि आपको कालिदास, कबीर

या फिर अंग्रेजी के महान् कवि शेक्सपीयर की कविताएं तथा दोहे पसंद न आएं, लेकिन इसका अर्थ यह नहीं कि आप महान् वक्ता नहीं बन सकते।

एक बार हमने अपने छात्रों को इस बात के लिए बाध्य किया कि वे महान् बने लोगों द्वारा लिखा उत्कृष्ट साहित्य पढ़ें, लेकिन इसका कोई फायदा नहीं हुआ। हमें ऐच्छिक नतीजे प्राप्त नहीं हुए, क्योंकि यदि हम आपको महान् वक्ताओं के उदाहरण पढ़ने के लिए मज़बूर करेंगे, तो आप इस विषय को लेकर बहुत जल्दी बोर हो जाओगे और हम कभी भी उस विषय में सफल नहीं हो सकते, जिसमें कि हमारी दिलचस्पी भी न हो।

वक्ता जन्मजात नहीं होते

परीलोक की कहानियों में परी रानी एक बच्चे के सिर के ऊपर छड़ी घुमाती है और फिर जिंदगी भर कोई भी पैशाची शक्ति उसका कुछ नहीं बिगाड़ सकती। जिस दिन कभी मैं किसी परी रानी को किसी नए जन्मे बच्चे के सिर पर छड़ी घुमाकर एक महान् वक्ता बनाते देख लूंगा, उस दिन मैं भी विश्वास कर लूंगा कि सफल वक्ता वाक्पटुता की कला लिए ही पैदा होते हैं।

बहुत से अच्छे वक्ता जिंदगी में केवल इसलिए सफल हुए, क्योंकि जिंदगी में कभी–न–कभी उन्होंने भाषण देने की कोशिश की थी। उन्होंने शुरुआत की और फिर बोलते चले गए। बहुत–सा समय इन लोगों ने अपनी गलतियों को सुधारने में लगाया और आखिर एक सफल तथा प्रभावशाली वक्ता बने। मैं केवल ग्यारह वर्ष का था, जब मैंने स्कूल में अपना पहला भाषण दिया था। मेरा विषय अच्छा था, भाषा भी सरल तथा प्रभावशाली थी तथा मेरा पेश करने का ढंग भी लगभग सही था। इससे मैं काफी खुश था, क्योंकि मुझे प्रथम पुरस्कार मिला था, लेकिन मेरे एक अध्यापक ने मेरी टांगों को कांपते हुए देख लिया था। उसके बाद उस अध्यापक ने मुझे इतना हौसला दिया कि जब तक मैंने वह स्कूल नहीं छोड़ा, भाषण प्रतियोगिता में कोई और प्रथम नहीं आया। मेरी टांगों में कंपन केवल एक बड़ी भीड़ को देखकर हो रहा था, इसलिए उस अध्यापक ने मुझे एक मंत्र दिया और वह मंत्र मैं आपको दे रहा हूं। उस अध्यापक ने मुझे केवल इतना कहा था कि जब भी तुम भाषण देते हो, यह सोचकर माइक्रोफोन के सामने जाओ कि सामने बैठे सभी लोग बिल्कुल मूर्ख हैं, केवल तुम्हीं एक समझदार व्यक्ति हो, इसलिए बेझिझक भाषण दो। इस मंत्र ने मुझे इतनी शक्ति दी कि इसके बाद जब कभी भाषण के लिए मेरे नाम की घोषणा होती, तो लोग घोषणा के साथ

ही तालियों की गड़गड़ाहट कर देते थे, जिससे उन्हें लगता था कि मैं उन्हीं से बात कर रहा हूं।

मैं आपको यह बताना चाहता हूं कि कोई भी सामान्य व्यक्ति, जिसका शब्द भंडार भी बड़ा नहीं, वह भी एक सफल वक्ता बन सकता है, बशर्ते कि उसमें सीखने तथा कुछ करने की इच्छा शक्ति हो। मैंने बहुत से ऐसे लोगों को भी भाषण कला में निपुण होते देखा है, जिनकी कभी आवाज़ कांपती थी। यही कहते रहते थे कि जन्मजात वक्ता नहीं हैं तथा हमारे पास शब्द भंडार भी बड़ा नहीं है, लेकिन उन लोगों को जो तकनीकें सिखाई गईं, उन्हीं के कारण वे महान् वक्ता बने। काफी समय तक मेरी भी आवाज़ कांपती थी, लेकिन मेरे बड़े भाई जोकि हिन्दी प्रवक्ता हैं तथा आकाशवाणी से भी जुड़े हैं, उन्होंने मुझे एक मंत्र दिया था और वह मंत्र था 'ओ म्'। यदि आपको लगे कि आपकी आवाज़ पतली है या फिर कांपती है, तो आप प्रातः उठकर रीढ़ को एकदम सीधा करके बैठ जाएं, फिर लंबी सांस फेफड़ों में भर लें तथा पेट से आवाज़ निकालते हुए ओ म् शब्द का लंबा उच्चारण करते हुए सांस छोड़ें। बहुत जल्दी आपको लगेगा कि आपकी आवाज़ मोटी तथा प्रभावशाली हो गई है। प्रयत्न करने से व्यक्ति बहुत जल्दी एक सफल वक्ता बन सकता है। हां, एक बात और अपने दिमाग में बिठा लें कि कोई भी व्यक्ति जन्मजात वक्ता नहीं होता।

द ढ़ता एक सच्चा साथी

एक बार एक खूबसूरत पढ़ा–लिखा नौज़वान था। उसे अपनी सहपाठी से प्रेम हो गया, लेकिन वह लड़की को बता नहीं पा रहा था। लड़की को क्या बोला जाए, कैसे बोला जाए, इसकी उसने एक बढ़िया रूपरेखा तैयार की और फिर एक दिन लड़की के सामने पहुंच गया, लेकिन बात करते वक्त उसके शब्द कांपने लगे और चेहरे पर पसीना आ गया, जिसके कारण वह सब कुछ उलटा–पुलटा बोल गया। लड़की उसकी तरफ देखकर जोर से हंसी और फिर अपने रास्ते चली गई। लड़के को इसमें इतनी लज्जा महसूस हुई कि उसने वह कालेज ही छोड़ दिया।

अब आप पूछोगे कि मुझे यह सब कैसे मालूम? क्योंकि वह व्यक्ति मैं ही था। ऐसा अकसर लोगों के साथ होता रहता है। इसका कारण यह है

कि हमारे अंदर द ढ़ निश्चय की कमी होती है। हमारे भाषण या वार्त्तालाप का लिखित मसौदा चाहे कितना ही सुंदर क्यों न हो, लेकिन जब तक हम उसे द ढ़ता के साथ सही ढंग से दूसरे के समक्ष पेश नहीं कर सकते, तब तक हमें सफलता नहीं मिल सकती।

एक बार विंसटन चर्चिल को एक भाषण देना था। उसने भाषण की लिखित रूपरेखा तैयार की तथा उसे याद कर लिया। फिर जब उसने ब्रिटेन की संसद के समक्ष भाषण देना शुरू किया, तो वह सब कुछ भूल गया। उसका चेहरा पसीने से भर गया तथा दिमाग बिल्कुल खाली हो गया। दयनीय स्थिति में खड़ा चर्चिल बार–बार एक ही वाक्य को दोहराए जा रहा था। जब कुछ याद नहीं आया, तो चर्चिल अपनी सीट पर बैठ गया। इसके बाद उसने जिंदगी में फिर कभी भाषण याद नहीं किया।

अगर हम एक–एक शब्द करके अपना भाषण याद करेंगे, तो जब हम श्रोताओं के सामने आएंगे, सब कुछ भूल जाएंगे। अगर हम न भी भूलें, तो भी भाषण कुछ बनावटी–सा लगेगा, जिससे श्रोताओं को प्रभावित नहीं किया जा सकता, क्योंकि जब हम भाषण देते समय अपनी पंक्तियों को याद करते हैं, तो श्रोताओं के साथ हमारी आंखों का संपर्क टूट जाता है, जिससे भाषण में बनावटीपन आ जाता है, जिसे कोई भी पसंद नहीं करता। अब्राहम लिंकन ने कहा था कि मैं उसी को सफल वक्ता मानता हूं, जो मंच पर आकर भाषण के दौरान अपने विचारों को पेश करते हुए मुक्त हाथों का प्रयोग इस प्रकार करे कि ऐसा लगे, मानो वह मधुमक्खियों से अपने शरीर की रक्षा कर रहा हो।

अपने विचारों को उचित ढंग से व्यक्त करने की कला इनसान की जीवन के हर क्षेत्र में मदद करती है। आज तक विश्व में जितने भी महान् व्यक्ति हुए हैं, वे सभी एक महान् वक्ता भी थे। आपने अपने को कई बार अच्छी सभाओं में जाने से रोका होगा। कई बार अपने दोस्तों को कहा होगा कि मुख्य अतिथि द्वारा सम्मानित करने के लिए मेरा नाम न दें। इसका कारण केवल एक है और वह यह है कि आपको अपनी वार्त्तालाप की योग्यता पर विश्वास नहीं है। एक अच्छा लोक वक्ता अकसर वाक्पटुता में भी निपुण होता है और एक अच्छे वाक्पटु व्यक्ति का सब जगह स्वागत होता है।

जोश एक जादुई चिराग है

मुझे उम्मीद है कि अब तक तुम्हारे अंदर का जोश तुम्हें इस क्षेत्र में कुछ नया सीखने के लिए उतावला कर रहा होगा, लेकिन ज्यादा जल्दी भी अच्छी नहीं होती, क्योंकि पहले मैं आपको यह बताना चाहता हूं कि जनता के समक्ष विचारों की उचित अभिव्यक्ति से आपको और भी कई लाभ हो सकते हैं, लेकिन इसके लिए आपको भरसक प्रयास करना पड़ेगा। इस अध्याय में लिखी महत्त्वपूर्ण जानकारी को पढ़कर यदि आपके अंदर एक नया जोश जाग रहा है, तो मैं विश्वास के साथ कह सकता हूं कि आप अगले अध्यायों में बताई जाने वाली विशेष तकनीकों को सही ढंग से समझ सकते हैं तथा उनसे फायदा उठा सकते हैं। अंग्रेजी भाषा में आपने अकसर सुना होगा The ladder of success यानी सफलता की सीढ़ी, लेकिन मेरा यह मानना है कि सफलता के लिए ऐसी कोई सीढ़ी नहीं होती, बल्कि एक चिकना खंभा होता है, जिस पर चढ़ते वक्त कई बार पैर फिसलते हैं, लेकिन हां, जिस व्यक्ति के पास आत्मविश्वास है, हौसला है, हिम्मत है, उसके रास्ते में कोई भी चीज़ बाधा नहीं बन सकती। ऐसी ही हिम्मत और जोश की मैं आपसे उम्मीद करता हूं।

आप देखोगे कि यह पुस्तक आपको न केवल सफल वक्ता बनाएगी, बल्कि बहुत से अन्य क्षेत्रों में भी आपकी मदद करेगी। इसके लिए निम्न तथ्यों को जानिए :

1. आत्मचेतना तथा झिझक दूर करने में एक सफल वक्ता बनने पर आप पाओगे कि आपके भीतर से झिझक बिलकुल गायब हो चुकी है और आपके भीतर एक नई शक्ति आ जाएगी।

2. किसी भी परिस्थिति में आप बेहतर ढंग से विचारों को प्रस्तुत करने में सक्षम हो जाओगे।

3. इससे आपकी आय में भी व द्धि होगी। उदाहरण के लिए बहुत से लोगों के पास बहुत बढ़िया तरीके तथा विचार होते हैं, किन्तु वे इन्हें लोगों के सामने व्यक्त नहीं कर पाते।

4. इससे मित्रों की संख्या में भी व द्धि होती है, क्योंकि जो व्यक्ति अलग–अलग विषयों पर रोचक ढंग से बातचीत कर सकता हो, उसका सब लोग स्वागत करते हैं।

एक आसान कार्य

मैं आपको पहले भी बता चुका हूं कि यदि आपके अंदर कुछ करने की तीव्र इच्छा तथा जोश है, तो सफल वक्ता बनने का मार्ग आपको ज्यादा मुश्किल नहीं लगेगा।

एक और बात मैं आपको बताना चाहूंगा कि बहुत से वक्ता अच्छा भाषण दे देते हैं। उनका उच्चारण भी सही रहता है, लेकिन फिर भी वे सफल वक्ता नहीं कहलाते, क्योंकि वे अपने विचारों में श्रोताओं को शामिल नहीं कर पाते। एक अच्छे वक्ता को इस बात का ज्ञान होना बहुत आवश्यक है कि उसके श्रोता क्या चाहते हैं। भाषण देते वक्त यदि श्रोताओं के साथ आंखों का संपर्क नहीं रहेगा, तो भी भाषण में बनावटीपन नज़र आएगा। एक सफल वक्ता में लोगों को प्रेरित करने की शक्ति होनी चाहिए। उनमें सहानुभूति जगाने की क्षमता होनी चाहिए तथा श्रोताओं को कुछ सिखाने तथा उनका मनोरंजन करने की योग्यता भी होनी चाहिए।

एक वक्ता को हमेशा यह सोचकर मंच पर आना चाहिए कि वह श्रोताओं के लिए कुछ संदेश लेकर आया है। मैं उसके लिए पूरी कोशिश करूंगा कि आप एक सफल एवं प्रभावशाली वक्ता बनो। मुझे आशा ही नहीं, बल्कि द ढ़ विश्वास भी है कि इस कार्य में आप अवश्य सफल होंगे।

सफलता की दुश्मन घबराहट

बहुत से लोग जनता के बीच भाषण देने की बात सुनते ही घबराने लगते हैं, लेकिन घबराहट कोई गलत बात नहीं है। यदि इनसान के अंदर घबराहट न आए, तो वह कभी जिंदगी में सफल हो ही नहीं सकता। यदि घबराहट नियंत्रण में ही रहे, तो यह वक्ता के लिए काफी मददगार साबित हो सकती है, लेकिन यदि नियंत्रण से बाहर हो जाए, तो वक्ता मंच छोड़कर भाग भी सकता है।

घबराहट आपके ऊपर कई तरह से असर दिखा सकती है। इससे आपके कंधों तथा गले में तनाव आ सकता है। आपका गला सूख सकता है या फिर मुंह से अधिक पानी आ सकता है। आपके घुटने कांप सकते हैं, आपका दिल जोर–जोर से तथा तेज गति से धड़क सकता है तथा आपको सांस लेने में मुश्किल भी हो सकती है, लेकिन एक बात हमेशा याद रखें कि एक बड़े वक्ता को भी थोड़ी बहुत घबराहट अवश्य होती है। यह घबराहट ही है, जो व्यक्ति के उत्थान में मददगार होती है। भाषण देने से पहले हमें उस असीम आनंद के बारे में अवश्य सोचना चाहिए, जो हमें अपने भाषण की सफलता के बाद प्राप्त होगा। एक सफल वक्ता को जो उत्साह, जो जोश श्रोताओं की प्रतिक्रिया के कारण मिलता है, वह इतनी ताकत देता है कि इनसान अपने मार्ग में आने वाली बड़ी–से–बड़ी समस्या को भी आसानी से सुलझा लेता है।

श्रोताओं के सामने जाने से होने वाली इस घबराहट को कैसे दूर करें अथवा इसका उचित उपयोग कैसे करें, इस संबंध में महत्त्वपूर्ण जानकारी तथा नई तकनीक आपको इस अध्याय में पढ़ने को मिलेगी।

गहरी सांसों का महत्त्व

आपने अकसर यह पढ़ा या सुना होगा कि जब कभी हमें घबराहट महसूस होती है, तो हमें लंबी-लंबी सांसें खींचनी चाहिए। लंबी सांस के कारण अधिक ऑक्सीजन हमारे फेफड़ों में जाती है तथा हमें घबराहट से मुक्त करती है।

हालांकि यह बहुत अच्छी तकनीक है। अधिकांश समय यह मददगार साबित होती है, लेकिन हमेशा नहीं। खासकर भाषण के क्षेत्र में यह ज्यादा उपयोगी नहीं है। अतः एक अच्छे वक्ता को भाषण से पहले कभी भी लंबी सांसें नहीं लेना चाहिए, क्योंकि ऐसा करने से दिल की धड़कन अधिक तेज हो जाती है, जिससे मुंह से निकले शब्दों में संतुलन नहीं रह पाता। लेकिन हां, लंबी सांसों का यह व्यायाम यदि भाषण के आधा घंटा पहले किया जाए, तो यह स्वर तन्तुओं के लिए काफी अच्छा रहेगा। एक और महत्त्वपूर्ण बात याद रखें कि हमें माइक्रोफोन के सामने जाते ही बोलना शुरू कर देना चाहिए। मंच पर जाकर कुछ देर तक बिना बोले खड़ा रहना केवल व्यावसायिक वक्ताओं को ही शोभा देता है।

ज्ञान की शक्ति

जिस विषय पर बोलने का विचार हो उसका हमें संपूर्ण ज्ञान होना चाहिए। विषय का पूरा ज्ञान होने से आपके अंदर एक शक्ति पैदा होगी, लेकिन इससे घबराहट तथा तनाव पूरी तरह से खत्म नहीं होगा। आपने कई बार देखा होगा कि विशेषज्ञ अपने विषय पर भाषण देते समय भी हड़बड़ा जाते हैं, लेकिन अधिकांश लोग केवल इसलिए घबराते रहते हैं, क्योंकि वे अपने विषय को सही ढंग से तैयार नहीं कर पाते। विषय को समझने की बजाय, वे पंक्तियों को याद कर लेते हैं। ऐसा करने से जब कभी बीच की एक पंक्ति भूल जाते हैं, तो उनका विश्वास भी डगमगा जाता है और भाषण भी। यदि आप अपने विषय के सारे 'कब', 'कहां', 'क्यों', 'कैसे', का जवाब दे सकते हैं, तो घबराहट आपसे कोसों दूर रहेगी। मुख्य रूप से व्यक्ति को तीन तरह के डर सताते रहते हैं :

1. असफलता का भय,

2. जनता के सामने मूर्ख दिखने का भय,

3. भाषण के बीच में भूल जाने का भय।

असफलता की घबराहट को तो विषय की उचित तैयारी करके दूर किया जा सकता है। मूर्ख दिखने के भय के दो कारण हो सकते हैं— एक तो यह कि व्यक्ति को विषय का पूरा ज्ञान नहीं होता तथा दूसरा यह कि हम भाषण देने के अभ्यस्त नहीं होते। भाषण के बीच में भूल जाने का भय तो लगभग सभी को सताता रहता है। जब हम किसी कष्ट से पीड़ित होते हैं, तो हम सोचते हैं कि केवल हमारे साथ ही ऐसा हो रहा है, किन्तु जब हमें पता चलता है कि हमारे पड़ोसी, सहपाठी या फिर किसी अन्य मित्र के साथ भी ऐसा ही है, तो हमारा दुःख, हमारी घबराहट काफी कम हो जाती है। शायद ही दुनिया में कोई व्यक्ति हो, जिसने इस क्षेत्र में घुसने से पहले कोई गलती न की हो। हर किसी को प्रारंभ में घबराहट तो होती ही है। प्रसिद्ध लेखक तथा महान् वक्ता बर्नार्ड शॉ ने कहा कि **मैं ठीक उसी तरह एक सफल वक्ता बना हूं, जिस तरह एक व्यक्ति अच्छा स्केटर बनता है।** स्केटिंग सीखते समय आदमी कई बार गिरता है, फिर उठता है और चलने लगता है। जब वह गिरता है, तो लोग उसे मूर्ख समझकर उस पर हंसते हैं तथा उसका मजाक उड़ाते हैं, लेकिन वह इस सबकी परवाह किए बिना प्रयास जारी रखता है और फिर एक दिन अच्छा स्केटर बन जाता है। इसी तरह व्यक्ति प्रयत्न करके एक अच्छा वक्ता बन सकता है। नीचे कुछ तकनीकें दी जा रही हैं। इन्हें अपनाकर आप काफी हद तक अपनी घबराहट को कम कर सकते हैं :

1. जिस विषय पर आपको बोलना है, उसका उचित ढंग से नोट तैयार करें।

2. जब लोगों की भीड़ देखकर आपको घबराहट हो, तो किसी एक व्यक्ति की तरफ देखो और बोलते रहो, जैसे कि आप उसी से वार्त्तालाप कर रहे हों।

3. अगर आप अपना भाषण बीच में भूल जाएं तथा आपके पास नोट भी नहीं है, तो आप घबराएं नहीं, बल्कि मुख्य-मुख्य बातों को दोहराना शुरू कर दें। अकसर ऐसा करने से भूला हुआ भाग याद आ जाता है, जिसे आप फिर से शुरू कर सकते हैं।

हमने क्या सीखा

कई वर्षों के अनुभव के बाद हमने देखा है कि वक्ताओं की घबराहट को दो तरीकों से दूर किया जा सकता है। जिनमें से पहली तकनीक को तो कम

समय में सीखा जा सकता है तथा यह तुरन्त असरदायी भी है। दूसरी तकनीक से घबराहट को सदा-सर्वदा के लिए भगाया जा सकता है, लेकिन इसे सीखने के लिए कुछ महीने लग सकते हैं। पहले मैं यह मानता था कि यदि कोई वक्ता भाषण के दौरान गलत उच्चारण या फिर कोई अन्य गलती करता है, तो इससे उसके हौसले, उसके जोश में कमी आ जाती है, जोकि घबराहट पैदा कर सकती है, लेकिन शायद मेरा ऐसा मानना गलत था, क्योंकि हम कभी भी गलतियों को पूरी तरह से नहीं छोड़ सकते। अच्छे-से-अच्छा वक्ता भी अपने भाषण के दौरान कई गलतियां कर जाता है। अतः हमें इस बात को चिंता का विषय नहीं बनाना चाहिए।

कुछ लोग काफी अच्छा लिखित मसौदा तैयार करके और फिर उसे याद कर लेते हैं। इस तैयार भाषण को वे अपने परिचितों तथा मित्रों के समक्ष बड़े अच्छे ढंग से बोल भी लेते हैं, लेकिन जब वे अजनबी लोगों के सामने जाते हैं, तो फिर घबरा जाते हैं और असफल हो जाते हैं। अकसर दिमाग में यह डर बना रहता है कि कहीं कोई गलती न हो जाए। इसके लिए आप अपने मित्रों को इकट्ठा करें तथा यह सोचकर भाषण दें कि आप ज्यादा-से-ज्यादा गलतियां करेंगे, लेकिन भाषण को भी पूरा करेंगे। जब आप दो-तीन बार ऐसा करोगे, तो निश्चित ही आप अपने को एक उचित भाषण देने के काबिल पाओगे। यह तो था घबराहट का कम समय में समाधान, लेकिन यदि आप इसे सदा-सर्वदा के लिए गायब करना चाहते हैं, तो आपको लगभग छः महीने तक अभ्यास करना पड़ेगा।

घबराहट और तनाव

घबराहट हमारे मन की उपज है, जिसे आसानी से भगाया जा सकता है। आपने देखा होगा कि कई बार हम अकारण ही घबराने लगते हैं। एक बार एक लड़के से पूछा गया कि क्या तुम Jack and Jill कविता को कुर्सी पर बैठकर सुना सकते हो? लड़के ने बड़ी जोर से 'हां' में उत्तर दिया। उससे फिर पूछा गया कि क्या तुम मंच पर जाकर यही कविता सुना सकते हो? इस पर लड़के ने कहा कि उसे थोड़ी घबराहट होगी। उसी लड़के को जब यह कहा गया कि अगर तुम्हें पांच-सात हजार लोगों के सामने यह कविता सुनानी पड़े, तो कैसा लगेगा? लड़के का जवाब था कि ऐसा करना मुश्किल काम है। इसमें उसकी टांगें कांपेंगी तथा वह कविता बीच में भूल भी सकता है, लेकिन ऐसा क्यों? मैंने इस संबंध में मुम्बई के एक मशहूर मनोरोग

विशेषज्ञ से बातचीत की, तो उन्होंने कहा कि जब भी कभी हमारे साथ कुछ असाधारण घटना घटती है, तो हमारे शरीर की मांसपेशियां अपने आप कड़ी हो जाती हैं। जब किसी व्यक्ति को इस तरह से एक भीड़ को संबोधित करने के लिए कहा जाता है, तो उसके शरीर की मांसपेसियां भी कड़ी हो जाती हैं। घबराहट का यह संदेश दिमाग तक पहुंचता है। दिमाग इन संदेशों को पुनः मांसपेशियों को लौटाता है, जिससे यह कड़ी हो जाती हैं। मांसपेशियों के कड़े होने से शरीर में एक जहरीला द्रव्य तैयार होता है, जोकि रक्त–वाहिकाओं द्वारा हमारे दिमाग तक पहुंच जाता है और फिर दिमाग पर बादल की तरह छा जाता है। इसके कारण हमारे दिमाग में विचार कुछ उलझ जाते हैं, जिन्हें व्यक्त करना मुश्किल हो जाता है। कुछ लोग तो मंच पर इतने अधिक घबरा जाते हैं कि वे अपने ही लिखे विचारों को भी ठीक से नहीं पढ़ पाते।

यदि हम इन मांसपेसियों को किसी तरह से तनावमुक्त कर सकें, तो हम आसानी से अपने विचारों को व्यक्त कर सकते हैं। ऐसा करने से हमारी घबराहट सदा के लिए छू–मंतर हो जाएगी। आप पाओगे कि ऐसी स्थिति, जिसमें आपके शरीर में तनाव आ जाता था तथा घबराहट होने लगती थी, इस तकनीक के कारण आपकी मांसपेशियां अपने आप तनाव मुक्त हो जाएंगी, लेकिन यह सब अपने आप नहीं होगा। इसके लिए आपको मेहनत करनी पड़ेगी।

तनावमुक्त कैसे हों

अपने शरीर को तनावमुक्त करके हम बहुत सारी समस्याओं का एक साथ समाधान कर सकते हैं। लोग आज अपने शरीर को तनावमुक्त करने के लिए कई तरह से प्रयास कर रहे हैं। मानसिक शक्ति अनुसंधान केन्द्र, उदयपुर के निदेशक राज बाफना ने भी शरीर को तनावमुक्त करने की तकनीकें जनता को दी हैं। मैंने भी स्वयं को तनावमुक्त करने के लिए कई तरह की तकनीकें अपनाईं। मेरा मानना था कि स्वयं को तनावमुक्त करने के लिए हमें अपने मस्तिष्क को कुछ समय के लिए शून्य बिन्दु पर लाना चाहिए, जहां हमारे दिमाग में एक भी विचार न आएं। हालांकि यह स्थिति बहुत ही असरकारक है, लेकिन खतरनाक भी। पुस्तक महल से प्रकाशित 'प्रैक्टिकल हिप्नोटिज़्म' के लेखक डॉ. नारायणदत्त श्रीमाली से जब मैंने इस संबंध में बात की, तो उन्होंने बताया कि हमें बिना गुरु के ऐसी स्थिति का

अभ्यास नहीं करना चाहिए। यह जानलेवा भी हो सकता है। अतः हमें अपने मस्तिष्क को शून्य पर न ले जाकर एक वस्तु अथवा विषय पर केंद्रित करना चाहिए। मैंने कई लेखकों की किताबें पढ़ीं, कई चिकित्सकों से सलाह ली, कइयों ने मुझे शीर्षासन करने की सलाह दी, तो कई लोगों ने जमीन पर लेटकर पैरों को दीवार पर रखने को कहा, लेकिन इस सबसे कोई विशेष फायदा नहीं हुआ। अंत में मैंने एक प्रभावशाली तकनीक ढूंढ़ निकाली, जो बहुत ही आसान थी। वह इस प्रकार है :

सरल तथा प्रभावशाली तकनीक

अगर आप चाहें कि मैं आधे या एक घंटे के लिए तनावमुक्त हो जाऊं, तो मैं आपको बता दूं कि ऐसा करना तब तक असंभव है, जब तक कि आपने इसका पूर्व अभ्यास न किया हो। कुछ चिकित्सक भी अपने मरीजों को यह सलाह देते हैं कि पूरे दिन में केवल आधा घंटा अपने लिए निकालो तथा उसमें स्वयं को भरपूर आराम दो। यहां आराम का अर्थ सोने से नहीं है, क्योंकि हो सकता है कि व्यक्ति पूरी रात सोने से भी तनावमुक्त न हो। इसके लिए आप एक कुर्सी पर बैठ जाएं और फिर अपने शरीर को ढीला छोड़कर आराम करें। साधारणतया जब व्यक्ति ऐसा करने बैठता है, तो थोड़ी ही देर में वह कुछ सोचने लगता है और फिर विचारों के जाल में उलझता चला जाता है।

अपने आप को तनावमुक्त रखना आपकी आदत बन जानी चाहिए। इसे सीखने की तकनीक भी इतनी आसान है कि थोड़ा—सा समय देकर आप इसका भरपूर फायदा उठा सकते हैं।

बहुत सारे लोग किसी एक चीज पर कुछ क्षण के लिए ध्यान केंद्रित करते हैं। शुरुआत के लिए आपको भी ऐसा ही करना है, लेकिन आप एक मिनट में शरीर के सभी अंगों पर अपना ध्यान नहीं ले जा सकते। इसके लिए आपको शरीर के एक—एक अंग पर ध्यान केंद्रित करना होगा। शरीर के अंगों को आठ मुख्य भागों में बांटा गया है। एक—एक अंग पर आपको कम—से—कम सात दिन तक ध्यान केंद्रित करना है। ये मुख्य अंग हैं —

1. दाईं बाजू की पेशियां, 2. बाईं बाजू की पेशियां, 3. दाईं टांग की पेशियां, 4. बाईं टांग की पेशियां, 5. पेट की पेशियां, 6. छाती की पेशियां, 7. पीठ की पेशियां, 8. चेहरे की पेशियां।

पहला सप्ताह : पहले सप्ताह आपको अपने दाएं बाजू पर ध्यान केंद्रित करना होगा। दाएं बाजू पर ध्यान केंद्रित करके उसे तनावमुक्त करने के बारे में सोचने से पहले मैं आपको एक महत्त्वपूर्ण बात बताना चाहता हूं। वह बात यह है कि अगर आपने अपने आप से यह कहा कि मैं तनावमुक्त होना चाहता हूं, तो इसका कोई फायदा नहीं होगा। यदि आप दाएं बाजू का तनाव दूर करना चाहते हैं, तो उस बाजू की पेशियों को कहो कि एकदम ढीली हो जाएं, तनावमुक्त हो जाएं। आप देखोगे कि ऐसा करने से आपके दाएं बाजू की पेशियां अपने आप तनावमुक्त हो जाएंगी। अब आप इस अभ्यास के लिए तैयार हो जाइए। आप रात को सोने से पहले भी यह अभ्यास कर सकते हैं। अभ्यास करते समय सिर के नीचे तकिया आदि न रखें। अब आप अपने ध्यान को दाएं बाजू की पेशियों में केंद्रित करें, बाकी शरीर की चिन्ता न करें। आपका पूरा ध्यान केवल दाएं बाजू पर ही होना चाहिए। अब इन पेशियों को तनावमुक्त होने के लिए कहें, जब यह पूरी तरह से तनाव मुक्त हो जाएं, तो इन पेशियों को इतना कड़ा कर लें कि खिंचाव के कारण हलका दर्द होने लगे। इसके बाद फिर ढीला छोड़ दें। ऐसा दो–तीन बार करें। जब आप मसल को ढीला छोड़ते हैं, तो आपके बाजू का भार ज़मीन पर होना चाहिए। आपको ऐसा लगना चाहिए, मानो बाजू आपके शरीर के साथ है ही नहीं। प्रतिदिन एक दो बार ऐसा करते हुए आप एक सप्ताह तक अभ्यास करें। एक सप्ताह तक लगातार ध्यान केंद्रित कर अभ्यास करने से आपको यह तकनीक बहुत आसान एवं आरामदायक लगेगी, फिर आप कभी भी, कहीं भी चलते–फिरते अपने बाजू की पेशियों को तनावमुक्त कर सकते हैं।

दूसरा सप्ताह : दूसरे सप्ताह में आपको पहले सप्ताह की विधि को ही दोहराना है, लेकिन इसमें दाएं बाजू के स्थान पर आपको बाएं बाजू को तनावमुक्त करना है। आप कभी भी वक्त निकालकर, दिन में दो–तीन बार ऐसा कर सकते हैं। ऐसा करते समय दाएं बाजू के बारे में बिलकुल भूल जाइए। वह अपने आप ही तनावमुक्त हो जाएगा। आपका पूरा ध्यान केवल बाएं बाजू में रहना चाहिए।

तीसरा सप्ताह : तीसरे सप्ताह में आपको इसी विधि द्वारा अपनी बाईं टांग की मांसपेशियों को तनावमुक्त करना है। ऐसा करते समय आप अपनी बाजुओं के बारे में बिलकुल भूल जाइए। टांग की पेशियों से तनाव दूर करने के लिए आपको सिर आसमान की तरफ करके समतल सतह पर लेटना

चाहिए।

चौथा सप्ताह : इस बार आपको अपनी दाईं टांग की मांसपेशियों पर ध्यान केंद्रित करके उसे तनावमुक्त करना है।

पांचवा सप्ताह : इस सप्ताह आप पेट की मांसपेशियों का तनाव दूर करें।

छठा सप्ताह : छठे सप्ताह में आपको अपनी छाती की पेशियों का तनाव दूर करना है।

सातवां सप्ताह : इस बार आपको अपनी पीठ की पेशियों पर ध्यान केंद्रित करना है। पेशियों को तनावमुक्त करने से पहले उनमें पूरी तरह तनाव पैदा करना न भूलें।

आठवां सप्ताह : आठवें सप्ताह में आपके चेहरे की बारी आती है। चेहरे के अंतर्गत आपके दांत, आंखें, नाक और माथा सभी आ जाते हैं। इन सभी को एक साथ तनाव देकर फिर तनावमुक्त करें।

आप इस तकनीक को जितना आराम से एवं ध्यान से करेंगे, उतना ही फायदा होगा। मैं आपको एक बात बताना चाहता हूं कि जिंदगी भर के लिए बेकार वक्ता न बनकर इन तकनीकों को पर्याप्त समय देकर एक उत्तम दर्जे के सफल वक्ता बनें।

जल्दबाजी न करें

इस तकनीक को सीखने के लिए आप जल्दबाजी बिल्कुल न करें। आपको संयम की जरूरत है। अगर निश्चित समय या उससे अधिक समय देकर इस तकनीक से अपने आपको तनावमुक्त करना सीख जाते हैं, तो कुछ समय के बाद पाओगे कि आपका शरीर, आपकी मांसपेशियां अपने आप ही तनावमुक्त होती रहेंगी, लेकिन ऐसा तभी होगा जब आप दी गई हिदायतों का पालन करोगे।

इन बातों को हमेशा याद रखें :

1. शरीर के जिस भाग को तनावमुक्त करना हो, उसी पर पूरा ध्यान केंद्रित करें।

2. शरीर के प्रत्येक भाग के लिए कम–से–कम एक सप्ताह का समय अवश्य दें।

3. दो–तीन महीनों के बाद पूरे शरीर को एक साथ तनावमुक्त करें।

4. अधिक–से–अधिक समय तक तनावमुक्त रहने का प्रयत्न करें।

5. धूप में हमेशा चश्मे का प्रयोग करें, इससे आपकी आंखें तथा माथे पर तनाव नहीं आएगा।

6. अभ्यास करते समय जब आप चेहरे पर खिंचाव या तनाव लाते हों, तो ध्यान रखें कि माथे पर झुर्रियां न आएं। आंखों को भी ज्यादा जोर से बंद न करें।

7. आप एक–एक मिनट इस तकनीक का प्रयोग दिन में दो – तीन बार करें। ऐसा करने से यह आदत ही बन जाएगी।

अगर आप इस अध्याय में दी गई तकनीकों को सही ढंग से सीखते हो, तो निश्चित ही घबराहट तथा तनाव आपसे कोसों दूर भागेगा और आप बड़ी–से–बड़ी भीड़ के सामने भी भाषण देने से हिचकिचाओगे नहीं। आप अपने आप ही तनावमुक्त हो जाओगे। सभी सफल वक्ताओं के चेहरे पर यह चमक रहती है। इसका अर्थ है कि आप अपने विचारों को बेहतर ढंग से विश्वास के साथ श्रोताओं के समक्ष रख सकते हो। चेहरे के भावों का जनता पर विशेष असर पड़ता है। इस तरह से आपका भाषण कभी भी घबराहट के कारण खराब नहीं होगा।

विश्वास का जादू

विश्वास एक ऐसी शक्ति है, जिसके बल पर मनुष्य कुछ भी कर सकता है। जिस व्यक्ति के पास यह चमत्कारी शक्ति है, वह बड़ी–से–बड़ी मुश्किलों को हंसते–हंसते सुलझा लेता है। विश्वास के कारण व्यक्ति के चेहरे पर चमक रहती है तथा उसका रक्तप्रवाह एवं दिल की धड़कन भी सामान्य रहती है। यदि आप अपने कार्य को विश्वास के साथ कर रहे हो, तो आप अवश्य ही सफल होगे। जिस व्यक्ति को किसी कार्य पर विश्वास नहीं होता, वह व्यक्ति अकसर ढीला–ढाला होता है। उसके विचार भी डगमगाते रहते हैं। एक सफल वक्ता बनने के लिए विश्वास की भी सख्त जरूरत है।

इमर्सन ने कहा था कि संसार के सारे युद्धों में इतने लोग नहीं हारते, जितने कि सिर्फ घबराहट से। मुझे खुशी है कि आज मैं असंख्य लोगों की घबराहट दूर कर उनमें विश्वास भरने में सफल हो रहा हूं। अपने ऊपर विश्वास रखकर ही आप दुनिया में बड़े–से–बड़ा काम आसानी से कर सकते हैं, अपना जीवन सफल कर सकते हैं। शहद की मक्खी कण–कण करके शहद इकट्ठा करती है। उसे कहीं से इसका भंडार नहीं मिलता। उसके छत्ते में भरा शहद उसके आत्मविश्वास और कठिन परिश्रम का ही परिणाम है। विश्वास फलदायक होता है, जब तक आप विश्वास न करेंगे, आप कुछ नहीं कर सकते। एक वक्ता बनने के लिए हमें अपने ऊपर, अपनी भाषा तथा अपने ज्ञान के ऊपर पूरा विश्वास होना चाहिए। केवल तभी हम बेझिझक अपने विचारों को श्रोताओं के समक्ष प्रस्तुत कर सकते हैं। जब हम पूरे विश्वास के साथ भाषण देते हैं, तो हमारे चेहरे पर एक प्रसन्नता आ जाती है। रसायन–शास्त्रियों के अनुसार जिस प्रकार दो वस्तुओं के मिलने से तीसरी वस्तु का निर्माण होता है, जैसे ऑक्सीजन तथा हाइड्रोजन मिलकर

पानी (H_2O) बनाते हैं। उसी प्रकार विश्वास के साथ प्रसन्नता मिलकर एक नई शक्ति को जन्म देती है। यह शक्ति जिस व्यक्ति के पास रहती है, उसके भाषण में चुंबकीय प्रभाव आ जाता है। ऐसे वक्ता के विचार सुनकर लोग उसकी ओर खिंचे चले आते हैं। इस अध्याय में आपको यही बता रहा हूं कि किन कारणों से विश्वास चला जाता है तथा अपने अंदर विश्वास को कैसे पैदा किया जा सकता है। इसके लिए मैंने कुछ तरीके खोजे हैं, जोकि आपके मंच पर जाने की घबराहट को कम करेंगे तथा आपके अंदर विश्वास पैदा करेंगे।

हमेशा याद रखें कि मंच पर जाने के विचार से होने वाला भय यदि एक निश्चित सीमा तक रहे, तो यह काफी मददगार साबित हो सकता है। यह घबराहट हमें अपने दैनिक जीवन में आने वाली असाधारण चुनौतियों से लड़ने का साहस देती है। इसलिए यदि मंच पर आकर आपकी नब्ज़ तेज चलने लगे, आपकी हृदय गति बढ़ जाए तथा सांस जल्दी–जल्दी चलने लगे, तो घबराएं नहीं, क्योंकि इस तरीके से आपका शरीर आपको कार्य आरम्भ करने के लिए प्रोत्साहित कर रहा है। यदि आपके शरीर की यह तैयारी एक निश्चित सीमा तक ही रहती है, तो आप तीव्र गति से सोच सकते हो, वाक्पटुता से बोल सकते हो तथा अधिक प्रबलता से भाषण दे सकते हो। मैंने बहुत सारे व्यावसायिक वक्ताओं से बात की, तो उन्होंने बताया कि इस घबराहट ने उनका भी कभी साथ नहीं छोड़ा। मुंह से शब्द निकलने के कुछ देर पहले तक यह घबराहट रहती है और कई बार तो यह प्रारम्भ के कुछ वाक्यों तक भी चलती है। भाषण देते समय होने वाली घबराहट का मुख्य कारण यह है कि हम भाषण देने के अभ्यस्त नहीं होते। इसे दूर करने का एक ही उपाय है और वह है अभ्यास और केवल अभ्यास। याद रखें कि थोड़ी मात्रा में यह घबराहट श्रोताओं के समक्ष विचार व्यक्त करने में आपकी मदद करेगी। आपको सकारात्मक रूप से बेहतर भाषण देने के लिए इसका प्रयोग करने का अभ्यास करना चाहिए।

यदि यह भय, यह मंच भीरुता आपको इतना ज्यादा सता रही है कि आपके शब्द रुकने लगते हैं तथा भाषण बीच में भूल जाते हैं, तो भी निराश न हों, क्योंकि इस क्षेत्र में शुरुआती दौर में यह मामूली बात है। अगर आप प्रयत्न करें, तो यह घबराहट कम होते–होते एक दिन इतनी कम हो जाएगी कि आपके लिए मददगार साबित होगी।

उचित ढंग से तैयारी करें

आप जब भी श्रोताओं को संबोधित करने के लिए जाते हो, तो आपको पूरी तरह से तैयार होकर जाना है। सहायक औजारों, वस्तुओं तथा खाने की चीजों के बिना माउंट एवरेस्ट पर चढ़ने का सपना देखना केवल एक बेवकूफी है। बिना हथियारों के लड़ाई में जाने वाले की हार निश्चित होती है। अत: आपको अपने विषय का पूरा ज्ञान होना चाहिए। आपकी भाषा उचित होनी चाहिए। भाषण के प्रारम्भ में कभी भी क्षमा-याचना न करें। शराब, सिगरेट आदि से दूर रहें, क्योंकि इनसे आपके स्वर-तन्तुओं पर एक परत-सी जम जाती है, जो आपकी आवाज़ को प्रभावित कर सकती है। भाषण देते समय कभी जनता से नजर न चुराएं, क्योंकि नज़र मिलाने से ही आपको लोगों की प्रतिक्रियाओं के बारे में पता चलेगा। हाथ से इशारे करके समझाने से भाषण में सजीवता आ जाती है। चर्चिल द्वारा द्वितीय विश्व युद्ध में दिया गया दो उंगलियों का जीत का चिन्ह V लोगों में उम्मीद और उत्साह जगाने में खास मददगार साबित हुआ था।

शब्दों को भीतर से आने दें

भाषण को कभी भी रटना नहीं चाहिए। इस तरह शब्दों को याद करने से एक तो समय की बर्बादी होती है तथा दूसरे उसमें सजीवता भी नहीं आ पाती, जिससे श्रोता बोर हो जाता है। आपने अनुभव किया होगा कि साधारणतया जब हम किसी व्यक्ति से बात करते हैं, तो हमें सिर्फ यह मालूम होता है कि हमें किस विषय पर बात करनी है। शब्द और वाक्य तो अपने आप निकलते चले जाते हैं। दूसरी सबसे बड़ी बात यह है कि याद किए हुए शब्द या वाक्य अगर बीच में से भूल जाएं, तो पूरा-का-पूरा भाषण डगमगा जाता है तथा वक्ता के चेहरे से हौसले की चमक भी मध्यम पड़ जाती है। इस तरह से मंच पर खड़ा वक्ता केवल एक निर्जीव मूर्ति की तरह लगने लगता है।

दोस्तों के सामने अभ्यास करें

अगर आप भाषण को लिखित रूप से तैयार करते हैं, तो इसे अपने मित्रों के सामने बोलें। बोलते समय आपको या आपके मित्र को ऐसा अनुभव नहीं होना चाहिए कि आप पढ़कर या याद करके बोल रहे हैं। आपका बोलने का अंदाज बिल्कुल वैसा ही होना चाहिए, जैसा साधारणतया बात करते समय

होता है। दोस्तों को सही आलोचना करने के लिए कहें। इससे आपको नए विचार मिलेंगे तथा आपके भाषण का स्तरीकरण होगा। आपको अपनी गलतियों का आभास होगा। इन गलतियों को सुधार कर आप श्रोताओं के समक्ष प्रभावशाली भाषण दे सकते हो। इसके लिए इनसान में लगन तथा आत्मविश्वास की सख्त जरूरत है। राबर्ट ब्रूस एक बहुत बड़ा राजा था, लेकिन एक बार उसके दुश्मनों ने उसे हरा दिया। उसने बार–बार साहस बटोरा तथा दुश्मन को परास्त करने की कोशिश की, किन्तु दुर्भाग्य से वह हर बार हारता चला गया। इस तरह वह सात बार हारा और फिर हताश होकर जंगल में भाग गया। जब यह राजा जंगल में बैठा हुआ था, तो उसने देखा कि एक टहनी से लटकती हुई मकड़ी दूसरी टहनी की तरफ जाने का प्रयास कर रही थी। उस मकड़ी ने सात बार प्रयास किया और आठवीं बार वह दूसरी टहनी को पकड़ने में सफल हो गई। जब उस राजा ने देखा, तो उसके अंदर फिर से आत्मविश्वास जागा। उसने अपनी सेना इकट्ठी करके आठवीं बार फिर हमला किया और वह जीत गया। अगर वह राजा विश्वास का सहारा लेकर लड़ाई में सफल हो सकता है, तो मैं यह समझता हूं कि भाषण के क्षेत्र में सफल होना तो एक बहुत मामूली–सा काम है।

विषय में पूरी तरह खो जाएं

अपने विषय का सही चयन कर लेने के बाद अपनी योजना के अनुसार इसे संवार लें। विषय की गहराई तक जाएं। अपने मित्रों के सामने इसे बोलकर इसका अभ्यास करें। तुम्हें अपने कार्य में विश्वास होना चाहिए। वही विश्वास, जिसने इतिहास के सभी महान् वक्ताओं को सफलता के लिए प्रेरित किया। आपके अंदर विश्वास की ऊर्जा तभी जाग त हो सकती है, जब आप अपने विषय के हर संभावित प्रश्न का उत्तर देने में सक्षम हों। अपने भीतर कभी भी नकारात्मक सोच को पनपने मत दो। मन में व्याकरण संबंधी गलतियों का डर आपके भाषण के प्रवाह को बीच में ही तोड़ सकता है, जो आपके विश्वास के लिए घातक सिद्ध होगा, अतः ऐसे विचारों को अपने समीप आने ही न दें। दूसरे वक्ता क्या बोल रहे हैं, उन्हें ध्यान से सुनें, इससे आपकी मंच भीरुता काफी हद तक कम हो जाएगी। केवल उसी व्यक्ति से गलती न किए जाने की उम्मीद की जा सकती है, जो केवल सफल वक्ता बनने का उद्देश्य लिए पैदा हुआ हो। अन्यथा हर व्यक्ति चाहे वह विषय का विशेषज्ञ ही क्यों न हो, उसके भीतर विषयवस्तु को

लेकर अनिश्चितता की स्थिति बनी रहती है। वह बार-बार अपने मन से पूछता है कि क्या उसका विषय सही है? क्या श्रोताओं की इस विषय में रुचि होगी? ऐसे समय में, जबकि नकारात्मक सोच आपके ऊपर हावी होने लगे, तो खुद ही स्वयं को हौसला देना है। ऐसे समय में स्वयं को स्पष्ट रूप से यह बताएं कि आपने एक उपयुक्त विषय चुना है। आपने इसे अपने अनुभवों के आधार पर तैयार किया है। अतः यह निश्चित ही उच्चकोटि का होगा। स्वयं को यह समझाएं कि श्रोताओं में आप जैसा योग्य एक भी व्यक्ति नहीं है। केवल तुम्हीं हो, जो यह भाषण दे सकते हो। इसलिए तुम्हें इसे सफल बनाने में अपनी सारी शक्ति लगानी है।

हर काम में विश्वास पैदा करें

अपने अंदर विश्वास पैदा करने के लिए हमें प्रसन्नता का भी सहारा लेना पड़ेगा। यदि किसी कारण से आपके चेहरे से प्रसन्नता रूपी रौनक गायब हो रही हो, तो कुछ क्षण के लिए आराम से बैठ जाएं और यह सोचें कि आप बहुत ही प्रसन्न हैं। हर किसी से बात भी इस तरह से करें, जैसे आप हमेशा प्रसन्नता को साथ रखते हो। यदि आप ऐसा करने का अच्छा दिखावा कर सकते हो, तो प्रसन्नता वास्तविकता में भी आपका साथ निभाएगी। यदि आप साहसी, निर्भीक दिखना चाहते हैं, तो आपको अपने मन में यह सोच बिठानी होगी कि आप एक साहसी व्यक्ति हो। आपको शरीर, अपने चेहरे पर साहस का तेज लाना होगा। आप जैसे ही इस प्रयोग में सफल होंगे, घबराहट आपसे कोसों दूर भाग जाएगी और आप अपने अंदर एक नए जोश को अनुभव करेंगे। जब आप श्रोताओं के सामने भाषण दे रहे हों, तो उस समय अपना हौसला बढ़ाने के लिए आपको ऐसा अभिनय करना होगा, मानो हौसले ने आपका साथ छोड़ा ही न हो। धीरे-धीरे यह अभिनय आपकी आदत बन जाएगा। फिर कभी आप मंच पर जाओगे, तो हौसला एक दोस्त के रूप में आपके साथ रहेगा।

भाषण देने से लगभग तीस सेकंड पहले लंबी सांस लें। अधिक मात्रा में ली गई आक्सीजन आपके फेफड़ों को सामान्य से अधिक फुलाएगी, जिससे आपका सीना बाहर आएगा तथा आप में एक नया जोश भर जाएगा और घबराहट कोसों दूर भाग जाएगी। अब आप रीढ़ को सीधा करके तने हुए सीने के साथ खड़े हो जाएं तथा श्रोताओं के साथ आंखें मिलाकर इस तरह से भाषण शुरू करें, जैसे वे सब बेसब्री से आपका इंतजार कर रहे

हों। आप देखोगे कि इस तरह से आपका भाषण एक बेहतरीन भाषण होगा, जिसकी जनता खुले दिल से प्रशंसा करेगी।

आपको अपने भीतर विश्वास को सदैव बनाए रखना है। निरंतर प्रयास करते रहें तथा विश्वास मन में बनाए रखें, तो इसके सफल परिणाम मिलेंगे, इसमें कोई संदेह नहीं। परिश्रम, सकारात्मक सोच, धैर्य, विश्वास यह सब मिलकर ही आपको मंजिल पर ले जाते हैं। हमेशा उदय होते सूर्य की ही पूजा होती है। दुनिया में केवल उपयोगिता का ही मूल्यांकन होता है। यह मूल्यांकन आकार, प्रकार, रूप रंग पर निर्भर नहीं करता, बल्कि व्यक्ति के गुणों के आधार पर होता है। कुछ लोग इतने भाग्यवादी होते हैं कि अपनी असफलता के लिए भाग्य को दोषी मानते हैं। वे कहते हैं कि जितना भाग्य में लिखा है, उतना ही मिलेगा। मैं भी भगवान को मानता हूं, लेकिन मेरा मानना है कि भगवान ने हमें धरती पर एक खाली ड्राफ्ट की भांति भेजा है। गुणों तथा योग्यता के आधार पर हमें स्वयं अपनी कीमत उसमें भरनी है। एक अमरीकन था, जिसे आजकल उत्साह का पर्यायवाची माना जाता है। पहले वह बहुत ही डरपोक व्यक्ति हुआ करता था, लेकिन उसके अंदर विश्वास जाग त हुआ। उसने कड़ी मेहनत की, स्वयं ही खुद को हौसला दिया तथा एक कामयाब व बहादुर इनसान बना। आत्मविश्वासी तथा श्रोताओं को प्रभावित करने वाला वह महान् व्यक्ति था अमरीका का राष्ट्रपति रूज़वेल्ट। उन्होंने अपनी आत्मकथा में माना था कि वह जवान होने पर घबराहट के शिकंजे में जकड़े रहे। उन्होंने लिखा है कि **मैंने सफल बनने के लिए दिन–रात मेहनत की है तथा कई कष्ट झेले हैं। केवल शारीरिक ही नहीं, बल्कि मानसिक भी।**

मंच भीरुता के दूर होने से आपके अंदर एक बदलाव–सा आ जाएगा। बहुत से लोगों ने लिखा है कि इस घबराहट के दूर होने से उनकी जिंदगी ही बदल गई है। आप पाओगे कि भाषण देने की कला सीखने के कारण आप दिन–प्रतिदिन आने वाली समस्याओं को एक नए एवं बेहतरीन अंदाज में सुलझा लोगे। वे उलझनें, जो कभी सुलझ न पाईं, आप उन्हें भी सुलझा लोगे। इस तरह आपकी जिंदगी खुशियों से भर जाएगी।

हर पल का साथी आत्मविश्वास

आपने यदि एक सफल वक्ता बनने का प्रण कर लिया है, तो निश्चित ही आप एक सफल एवं प्रभावशाली वक्ता होंगे। बस, आपमें द ढ़ आत्मविश्वास होना

चाहिए। यदि आपने आत्मविश्वास को अपना साथी बना लिया है, तो आपके प्रगति–पथ में कोई भी दुश्मन आपका कुछ नहीं बिगाड़ सकता। जीत हमेशा आपकी ही होगी। आत्मविश्वास के साथ कहे गए शब्द हजारों लोगों में उस विश्वास का संचार कर सकते हैं। आपको यह मालूम होना ही चाहिए कि श्रोता, वक्ता को ही हमेशा सराहता है। यानी वह आपका पक्षधर है। केवल कुछेक श्रोता ही ऐसे होते हैं, जो वक्ता का विरोध करते हैं। अतः यदि आपका भाषण देने का अंदाज अच्छा है, आपके चेहरे पर चमक तथा प्रसन्नता है, तो लोगों की एक अच्छी–खासी भीड़ तालियां बजाकर आपको प्रोत्साहित करने लगेगी। आपको इस क्षेत्र में केवल प्रारम्भ में ही घबराहट होगी, बाद में जब एक बार आपकी झिझक दूर हो जाएगी, तो यह घबराहट गायब हो जाएगी तथा आपको भाषण देने से एक ऐसा आनंद प्राप्त होगा, जिसे बयान करना संभव नहीं है। अपने अंदर विश्वास को बढ़ावा देने के लिए आपको अपने दैनिक जीवन में कुछ नियम बनाने पड़ेंगे, कुछ प्रतिज्ञाएं करनी पड़ेंगी। जैसे –

1. दूसरों तथा अपने में सदैव गुणों को ही देखूंगा।

2. जब भी विपत्ति आएगी, मैं हिम्मत नहीं हारूंगा, बल्कि दोगुने उत्साह के साथ कार्य करूंगा।

3. मैं एक महान् व्यक्ति बनूंगा, जिसका दुनिया उदाहरण दे।

4. मेरे वाक्य सदैव आशा तथा हौसले से भरे रहेंगे।

5. मेरे भाषण में हमेशा श्रोताओं के हित की बातें निहित होंगी।

विश्वास ही एक ऐसा महामंत्र है, जिसके कारण महान् आविष्कार संभव हुए। विश्वास की शक्ति के कारण ही इनसान ने हवा में उड़ने के सपने को हवाई जहाज बनाकर साकार किया। इसी के कारण इनसान अंतरिक्ष में गया और फिर देवता माने जाने वाले चांद की धरती पर भी अपने कदम रखे। विश्वास में बहुत ताकत है। यदि आप भी मन में ठान लो कि मैं सफल वक्ता बन कर ही रहूंगा, ऐसा करने से मुझे कोई रोक नहीं सकता, तो आप अपने मार्ग में आने वाली बड़ी–बड़ी बाधाओं को भी लांघ जाओगे। इसी तरह एक दिन आप एक सफल एवं प्रभावशाली वक्ता होगे।

स्वयं को पहचानें

इनसान भगवान की बनाई हुई सर्वश्रेष्ठ कृति है। हमें गर्व होना चाहिए कि हम इनसान हैं, हमारे पास सोचने के लिए दिमाग है। यह दिमाग एक कंप्यूटर की भांति कार्य करता है। हमारे शरीर के सारे अंगों की सही देखभाल भी यही रखता है। हमारे दिमाग में बारह अरब मस्तिष्क कोशिकाएं हैं। ये सभी एक अच्छी शक्ति के राडार की तरह से एक-दूसरे से जुड़ी हुई हैं। यह दुनिया का सबसे शक्तिशाली तथा अद्भुत यंत्र है। सबसे खुशी की बात तो यह है कि इतना शक्तिशाली यंत्र हमारे शरीर के सबसे ऊपरी भाग में रखा हुआ है, फिर भी हम कितने मूर्ख हैं कि इसका सदुपयोग ही नहीं जानते। जिस तरह कस्तूरी-म ग नाभि में कस्तूरी होने पर भी वन-वन भटकता रहता है, उसी प्रकार हम भी यूं ही भटककर अपने जीवन का काफी सारा भाग बर्बाद कर देते हैं। हम अपने दिमाग से जितना काम लेते हैं, उसी के अनुसार हमारे मस्तिष्क के स्नायु जाग त होते हैं। जिस व्यक्ति के जितने अधिक स्नायु जाग त होंगे, वह उतना ही अधिक बुद्धिमान होगा। संसार में आज तक जितने भी महापुरुष हुए हैं, कोई भी अपने मस्तिष्क के पूरे स्नायुओं को जाग त नहीं कर पाया। अगर अपने ज्ञान से हम केवल दस प्रतिशत स्नायुओं को भी जाग त कर पाएं, तो दुनिया के महान् वक्ता तथा महान् पुरुष बन सकते हैं।

हमारे अंदर इतनी शक्ति है कि जिसकी कल्पना भी नहीं की जा सकती। हमारे भारत में ही आज ऐसे भी लोग हैं, जो समाधि में बैठकर मन की शक्ति से ही चलती गाड़ी को रोक सकते हैं, लेकिन फिर भी हमारे अंदर घबराहट रहती है। बहुत से मौकों पर हम असफल हो जाते हैं।

भगवान भी पक्षपात क्यों करता है? केवल कुछ ही लोग सफल क्यों होते हैं, बाकी क्यों नहीं? यही वे प्रश्न थे, जिन्हें एक बार नरेन्द्रनाथ दत्त यानी

स्वामी विवेकानन्द ने अपने गुरु रामकृष्ण परमहंस से पूछा था। गुरु परमहंस ने प्रश्न को बड़े ध्यान से सुना और फिर उत्तर दिया कि संसार में सब कुछ भगवान की कृपा से होता है, लेकिन भगवान की कृपा बहती हवा की तरह है। अतः वे व्यक्ति, जो हवा देखकर अपनी नाव में लगे पाल को उचित दिशा देते हैं और कपड़े से हवा को रोकते हैं, वही आगे बढ़ते हैं तथा कामयाब होते हैं।

भाषण का लोगों के ऊपर बहुत गहरा प्रभाव पड़ता है। बहुत से श्रोता भाषण सुनने के साथ–साथ मंच पर वक्ता की गतिविधियों पर भी विशेष ध्यान देते हैं। इसलिए हमें सभ्य आचरण को भी सीखना है। आपको आपका नाम पुकारे जाने से कुछ क्षण पहले क्या करना है, मंच पर किस तरह जाना है तथा अपने हाथों का प्रयोग किस प्रकार करना है, इस विषय पर आपको विशेष ध्यान देना होगा। अन्यथा हो सकता है कि आप अनजाने में कुछ गलत तरीके अपना लें, जिन्हें जनता पसंद न करे। हमेशा याद रखें कि एक नई कठिन तकनीक को भी सीखना आसान होता है, लेकिन अपनाए गए गलत ढंग को भूलना बहुत मुश्किल होता है। अतः आरम्भ से ही अपने में अच्छी आदतें डालें।

अपनी जगह से उठकर मंच पर अथवा माइक्रोफोन के सामने जाने तक नीचे दी जा रही बातों पर विशेष ध्यान दें :

1. कुछ लोग पहले ही मन में सोच लेते हैं कि वे श्रोताओं को अपने भाषण से प्रभावित नहीं कर सकते। इस नकारात्मक सोच के कारण वे मंच पर मुंह लटकाए हुए आते हैं। आप ऐसी गलती कभी न करें। विषय चाहे कोई भी हो, हमेशा विश्वास के साथ मंच पर जाएं।

2. कुछ लोग भाषण देते वक्त अपने हाथ को बार–बार बालों में घुमाते हैं या फिर बार–बार नाक पकड़ते हैं। इससे श्रोताओं की रुचि खत्म हो जाती है। वे केवल यही देखते रहते हैं कि वक्ता फिर कब और कितनी बार नाक पकड़ेगा।

अगर हम भाषण देने के लिए जा रहे हैं, तो निश्चित ही है कि हमें मंच पर जाना पड़ेगा। फिर मंच से इतनी घबराहट क्यों? अपने आप से कहें कि हम मंच पर जा रहे हैं, न कि यमराज के आंगन में। मंच पर जोर से, विश्वास के साथ जोशीला भाषण देने से आपको म त्युदंड नहीं दिया जाएगा, बल्कि जनता आपका साथ देगी। बहुत पहले की बात है, जब मैं तैराकी सीखता

था। मेरे साथ बीस लड़के थे, जो तैरना बिलकुल नहीं जानते थे। हम तैरना भी चाहते थे, लेकिन डूबने से डर भी लगता था। एक दिन हमारे प्रशिक्षक ने हमें कड़ी सज़ा दी, फिर पानी में कूदने के लिए कहा। पानी में भी हमें पसीना आ रहा था, लेकिन हम पचास मीटर दूरी पूरी न कर सके। दूसरे दिन वह हमें गहरे पानी के पास ले गया और कहने लगा कि तुम्हें पानी के अंदर कुछ नहीं होगा, ज्यादा–से–ज्यादा मर जाओगे, इससे ज्यादा कुछ नहीं होगा, लेकिन हमारे गोताखोर तुम्हें मरने नहीं देंगे। इस बात का इतना असर हुआ कि बीस में से अठारह लड़के तैराकी की परीक्षा पास कर गए। फिर वक्ता को तो मंच पर ही रहना है। वह तो ज्यादा–से–ज्यादा भूल सकता है। इससे ज्यादा कुछ नहीं होगा। अतः मंच पर जाते वक्त आपके अंदर एक उत्साह होना चाहिए। एक ऐसी खुशी होनी चाहिए, मानो आप बहुत दिनों बाद अपने किसी पुराने मित्र से मिलने उसके घर जा रहे हों। श्रोताओं को देखकर आपको प्रसन्न होना चाहिए। आपको यह देखकर आनंद से भर उठना चाहिए कि इतने सारे लोग अपनी व्यस्त जिंदगी से वक्त निकाल कर आपका भाषण, आपके विचार सुनने के लिए एकत्रित हुए हैं।

अगर आप खाना खाने के बाद मंच पर जा रहे हैं, तो ध्यान रहे कि आपका हाथ बार–बार आपके मुंह को पोंछने के लिए नहीं जाना चाहिए। हाथों का प्रयोग केवल विचारों की अभिव्यक्ति में सजीवता लाने के लिए करें। कुछ लोग मंच पर जाकर अपने थूक को निगलते रहते हैं। जैसे उन्हें लंबी प्यास के बाद पानी पीने को मिला हो। हर वक्ता को मालूम होता है कि कब और कितने समय के बाद उसकी बारी आएगी। अतः आप अपनी बारी आने से कुछ समय पहले अपने चेहरे को रूमाल से पोंछ लें। यदि संभव हो, तो पोंछने से पहले चेहरे को धो लें। पानी के कुछ घूंट पिएं और फिर आराम से बैठ जाएं। आपकी कुर्सी तथा मेज के बीच काफी फासला होना चाहिए, ताकि आप उठते समय मेज को खिसका कर न जाओ। जब आपका नाम बुलाया जाता है, तो गर्व के साथ जाएं, मानो आप एक दोस्त का स्वागत करने के लिए जा रहे हों।

बहुत सारे वक्ताओं को यह पता नहीं होता कि भाषण के दौरान हाथों को कहां रखा जाए। कभी तो वे अपने हाथों को जेब में डालते हैं तथा कभी निकाल लेते हैं। कई बार वे हाथों को कमर में बेल्ट के नीचे घुसाते हैं, तो कभी कमीज के बटनों के बीच की खाली जगह में, लेकिन क्या हाथ इतनी बेकार चीज़ है, जिसे आप श्रोताओं से छिपाते रहते हो। मेरा एक दोस्त

महाविद्यालय में प्रवक्ता है। हालांकि वह अपने विषय का विशेषज्ञ है, लेकिन लेक्चर देते समय वह अपने एक हाथ को कमीज में बटनों के बीच खाली जगह में टिका लेता है। जब मैंने इसका कारण पूछा, तो उसने बताया कि प्रारम्भ में जब उसे मालूम नहीं था कि हाथों को कहां रखा जाए, तो ऐसा करने से उसको अच्छा लगता था। फिर धीरे–धीरे उसकी आदत ही बन गई। अब उसका हाथ अपने आप ही वहां चला जाता है। दरअसल ऐसा केवल उस व्यक्ति के साथ होता है, जिसे भाषण देने की कला के मूल सिद्धांत मालूम नहीं हैं।

हाथों को कहां रखें

यदि आप अपने भाषण के दौरान अपने हाथों का विचारों को व्यक्त करते समय उपयोग करते हैं, तब तो कोई समस्या ही नहीं है। अगर 'मैं' शब्द का उच्चारण करते समय आपका खुला हाथ अपने हृदय की ओर आता है, तो निश्चित ही 'आकाश' का उच्चारण करते समय वह ऊपर भी उठेगा, लेकिन अगर ऐसा नहीं हो रहा है, तो आपको इसका प्रयत्न करना पड़ेगा। अपने भाषण के साथ–साथ आपको हाथों का प्रयोग सीखना पड़ेगा।

मैंने इस क्षेत्र में प्रयत्नशील कई ऐसे वक्ताओं को देखा है, जो भाषण देते वक्त तनाव में आ जाते हैं और फिर अपने हाथों का उपयोग करने की कोशिश भी करते हैं, लेकिन तनाव वाली मांसपेशियों वाले हाथों को सोचकर ऊपर उठाना वास्तविक नहीं दिखता, जिससे यह बनावटी अंदाज आपकी स्थिति को और खराब कर देता है। इस समस्या का केवल एक ही समाधान है कि स्वयं को तनावमुक्त रखें। भाषण में वास्तविकता लाएं, विचारों को अपने भीतर से आने दें। आपके हाथ अपने आप सही कार्य करने लगेंगे। यदि आपने अध्याय दो में दी गई तकनीकों को सही ढंग से पढ़ा है तथा अपनाया है, तो मुझे पूरा विश्वास है कि आपके हाथ अपने आप सही जगह पर जा रहे होंगे, क्योंकि तनावमुक्ति की तकनीक के कारण आपका पूरा शरीर बिल्कुल आराम में रहेगा। मैं समझता हूं कि इससे बेहतर और कोई तकनीक भी नहीं है हां, आप शीशे के सामने खड़े होकर अपने भाषण के अनुसार इशारे करके अपने आप में काफी सुधार ला सकते हो। आप अपने मित्र को बताओ कि आपने हवाई जहाज को कैसे उड़ते हुए देखा। आपके हाथ सही इशारे करने लगेंगे। ऐसी वास्तविकता को ही आप मंच पर भी ले जाने का प्रयत्न करें। श्रोताओं को अपना मित्र समझें तथा हर बात उन्हें एक सही

अंदाज में समझाने की कोशिश करें। याद रखें कि रटे हुए भाषण की अभिव्यक्ति में वास्तविकता आ ही नहीं सकती। अतः यदि आप याद भी करना चाहते हैं, तो केवल खास–खास बातें याद कर सकते हो, क्योंकि अगर आपने एक–एक पंक्ति करके पूरा भाषण याद किया है, तो भाषण देते वक्त आपका आधा ध्यान केवल सोचने में ही चला जाएगा। जिसके कारण आपके हाथ आपके विचारों को अभिव्यक्त करने के लिए प्राकृतिक रूप से नहीं उठेंगे। अतः यदि आप सही मायने में एक सफल तथा प्रभावशाली वक्ता बनना चाहते हैं, तो आपको अपने शरीर को तनाव से मुक्त रखने की आदत डालनी पड़ेगी। जब आप एक निडर वक्ता बन जाओगे, तो आपके हाथ कभी आपकी जेब में रहेंगे तथा कभी बाहर, क्योंकि आप इनकी तरफ ध्यान ही नहीं दोगे। यह आपके भाषण के दौरान अपने आप उठेंगे।

हाथों की स्थिति के साथ–साथ आपको अपने बाकी शरीर पर भी ध्यान देना है। एक वक्ता की सफलता इस बात पर भी काफी निर्भर करती है कि वह मंच पर कैसा दिखता है। अतः आपको अपनी शारीरिक मुद्रा सही रखनी पड़ेगी। इसके लिए जब आप मंच पर खड़े हों, तो आपके कान, कंधे, कमर, घुटने तथा पैर एक सीधी रेखा में होने चाहिए। पीठ को पीछे या पेट को आगे करने से आपकी आवाज़ पर असर पड़ेगा। इसके लिए आप अपनी रीढ़ को हमेशा सीधा रखें, लेकिन यह भी याद रखें कि आपके शरीर के किसी भी अंग में तनाव अथवा खिंचाव न रहे। आप श्रोताओं का विश्वास तभी जीत सकते हो, यदि आपकी शारीरिक मुद्रा सही हो तथा आपका पहनावा भी अच्छा हो। मंच पर जाने से पहले ध्यान दें कि आपकी पैंट अथवा कमीज की जेबें फूली हुई तो नहीं हैं। अगर ऐसा है, तो इन्हें खाली करें, वरना बहुत भद्दी लगेंगी। बहुत ज्यादा तंग कपड़े न पहनें इससे आपको घुटन महसूस नहीं होगी। आपके कपड़े साफ, सादे तथा इस्त्री किए होने चाहिए। यदि आप गले में टाई बांधते हैं, तो इसे सही ढंग से बांधें। ध्यान रहे कि यह बिलकुल मध्य में हो। आपके जूते भी साफ होने चाहिए। यदि आप चमड़े के जूते पहनते हैं, तो उन्हें पालिश करके जाएं। इन सब चीजों का श्रोताओं पर तो प्रभाव पड़ता ही है, लेकिन इसके साथ–साथ आपका विश्वास भी बढ़ता है। अगर आप फटे हुए जूते पहन कर जाएंगे, तो जनता चाहे देखे या न देखे, लेकिन आपका अपना ध्यान इस ओर अवश्य जाएगा, जिससे आपके हौसले में कुछ प्रतिशत की कमी आ जाएगी। यदि आपके बाल सही ढंग से कटे नहीं हैं तथा अस्त–व्यस्त हैं, तो आप एक असभ्य आदमी दिखोगे। श्रोताओं का

ध्यान आपके शब्दों की तरफ कम जाएगा, बालों की तरफ ज्यादा। कोई भी श्रोता एक असभ्य तथा जंगली दिखने वाले व्यक्ति के मुंह से सभ्य उपदेश नहीं सुनना चाहता।

आचरण का तरीका

मैं पूरी उम्मीद करता हूं कि आप इन बातों को सदा के लिए अपने मस्तिष्क में बिठा लोगे। यदि आप शादी शुदा हैं, तो अपनी शारीरिक मुद्रा तथा अपने कपड़ों के बारे में अपनी पत्नी से पूछ सकते हैं। शीशे के सामने खड़े हो कर यदि आप अपने अंतर मन से पूछो कि मैं कैसा लग रहा हूं, तो आपको बिल्कुल सही जवाब मिलेगा। आप अच्छे न दिखने वाले कीमती वस्त्रों को भी नहीं पहनना चाहोगे। हमारे आचरण का भी श्रोताओं पर विशेष प्रभाव पड़ता है। हम सबका आचरण का ढंग अपना–अपना होता है, लेकिन कुछ लोग अपने आचरण में गलत तरीकों को अपना लेते हैं और फिर जब इन तरीकों को दोहराया जाता है, तो बहुत ही अभद्र लगता है। एक वक्ता होने के नाते आपको सताने वाली पहली चीज़ से बेचैनी होगी।

बेचैनी भगाने का तरीका

यदि आपको बेचैनी तंग करती है, तो सख्त जरूरत है उन तरीकों को सीखने की, जो आपको आराम दें तथा तनाव से मुक्त करें। एक बेचैन वक्ता मंच पर कभी भी सीधा खड़ा नहीं हो सकता। ऐसा व्यक्ति सामने पड़ी चीजों, जैसे गिलास आदि से खेलना शुरू कर देता है। कुछ लोग तो माइक्रोफोन से रोगन (पेंट) को खरोंचते हुए भी देखे गए हैं। ऐसा करते हुए जब वक्ता अच्छा भाषण भी देता है, तो भी श्रोता उस पर ध्यान नहीं देते। श्रोताओं का ध्यान ऐसे समय में केवल वक्ता की हरकतों पर रहता है, लेकिन कोई वक्ता बेचैनी लेकर पैदा नहीं होता। बेचैनी तो अचानक ही आ जाती है, लेकिन यह कोई स्थाई दोष नहीं है। आपकी इच्छा शक्ति से बेचैनी बिल्कुल गायब हो सकती है।

बहुत से वक्ता भाषण देते वक्त अपनी घबराहट को भुलाने के लिए अपने गालों को ही खींचते रहते हैं। मैंने एक वक्ता से पूछा कि उसने ऐसा कैसे सीखा, तो उसने बताया कि एक फिल्मी हीरो ने नेता बनने के लिए

जो भाषण दिया था, उसमें उसने दो बार गालों को खींचा था, लेकिन मैं आपको सलाह देता हूं कि आप ऐसा न करें। अगर आपको ऐसा करना ज्यादा अच्छा लगता है, या फिर ऐसा करने से आपका हौसला बना रहता है, तो भी आप केवल एक–आध बार ही ऐसा करें।

बहुत सारे वक्ता भाषण के दौरान अपने बालों के लिए कुछ ज्यादा ही चिन्तित रहते हैं। ऐसे लोग अपनी घबराहट दूर करने के लिए हाथ से बार–बार अपने बालों को कंघी करते हैं। हो सकता है कि आपको यह अंदाज अच्छा लगता हो, लेकिन मैं आपको बताना चाहता हूं कि श्रोता ऐसी हरकतों से चिढ़ जाते हैं। अतः बेहतर है कि इस आदत को छोड़ दें।

भाषण के दौरान बार–बार गले को साफ करने वालों की भी कमी नहीं है। हालांकि लोगों का गला बिलकुल साफ होता है, लेकिन अपनी घबराहट के कारण ही वे जानबूझकर बार–बार खांस कर गले को साफ करते रहते हैं। श्रोता अपना कीमती वक्त निकालकर आपका भाषण सुनने आया है। अतः वह भाषण के सिवा बाकी की बेकार हरकतें बर्दाश्त नहीं कर सकता। इसलिए ध्यान रखें कि जब तक आपको वास्तव में गला साफ करने की जरूरत हो, तब ही ऐसा करें।

अकसर व्यक्ति ऐसी सब हरकतें तब करता है, जब उसे अपने ऊपर विश्वास नहीं होता, जब उसकी तैयारी सही नहीं होती, जब उसे भाषण के मूल सिद्धांतों का ज्ञान नहीं होता। आपने यदि अध्याय दो में दी गई तकनीकों को सही ढंग से पढ़ा तथा अपनाया है, तो मैं उम्मीद कर सकता हूं कि ऐसी गलतियां आपसे नहीं होंगी, लेकिन फिर भी यदि आपसे गलतियां होती हैं, तो आपको इन्हें तुरन्त सुधारना है :

अपनी शारीरिक मुद्रा को सुधारने में यदि मुश्किल आ रही है, तो आपको कुछ अभ्यास करना पड़ेगा। यहां मैं कुछ तरीके बता रहा हूं, जो आपके शरीर की मुद्रा को सुधारने में मददगार होंगे।

1. अपने शरीर की मुद्रा को सही करने के लिए आप दीवार की तरफ पीठ करके सीधे खड़े हो जाएं। ऐसा करते समय आपकी एड़ियां, नितम्ब, कंधे तथा सिर दीवार के साथ एकदम सटे होने चाहिए। ऐसी स्थिति में अपने आपको ऊपर की तरफ खींचते हुए अपनी ऊंचाई को बढ़ाने की कोशिश करें। अब बोलने का अभ्यास करें और देखें कि आपका शरीर आगे या पीछे जाने की कोशिश तो नहीं कर रहा। ऐसी स्थिति का तब तक अभ्यास करें,

जब तक कि आप बिना शारीरिक तनाव के सीधे खड़े होकर भाषण न दे सकें।

2. अपने कंधों को आराम देने के लिए उन्हें पहले पीछे की तरफ और फिर आगे की ओर गोल–गोल घुमाएं। फिर उन्हें अपने कानों तक उठाने की कोशिश करें तथा ऊपर पहुंचने पर एकदम नीचे छोड़ दें। इसका आप जितना अभ्यास करोगे, उतना ही तनाव को दूर भगा पाओगे।

3. जब आप कुर्सी पर बैठते हैं, तो अपनी पीठ को कुर्सी पर सटा कर आराम से बैठें, ताकि आपकी पीठ बिलकुल सीधी रहे। कुर्सी से सटे रहने के कारण इसमें तनाव भी नहीं रहेगा।

4. खड़े होकर अपनी शारीरिक मुद्रा सुधारने का एक बेहतर तथा आसान तरीका है, इसके लिए आप सीधे खड़े हो जाएं तथा कल्पना करें कि आपके बालों की चोटी से रस्सी बांधकर ऊपर छत से बंधी हुई है। शरीर का भार नीचे की ओर जाने दें।

5. अपने घुटनों को ऐसे झुकाएं, मानो आप कूदने की तैयारी कर रहे हों। अपनी बाहों तथा हाथों को हिलाएं तथा एकदम ढीला छोड़ दें। आपको इससे पूरा आराम मिलेगा। अपनी बाहों को इतना ढीला छोड़ें कि ऐसा लगे, मानो यह बेजान होकर आपके कंधों से लटक रही हैं, लेकिन एक बात का विशेष ध्यान रखें कि इस दौरान आपकी पीठ तथा कंधों में तनाव या खिंचाव न आए।

मैं आशा करता हूं कि आप हर पंक्ति को ध्यान से पढ़कर, उस पर अमल कर रहे होंगे। ऐसा करने से ही आप एक सफल एवं प्रभावशाली वक्ता बन सकते हैं।

सफलता के मंत्र

हर इनसान जिंदगी में एक सफल व्यक्ति बनना चाहता है। आपका भी उद्देश्य सफलता की मंजिल को हासिल करना ही है। इनसान सफल होने के लिए कई तरह से प्रयत्न करता है, लेकिन उसकी सबसे बड़ी गलती यह है कि अपनी प्रशंसा तो सुनना चाहता है, लेकिन अपनी आलोचना सुनने को तैयार नहीं होता। यदि आपका कोई दोस्त आपको यह बताए कि भाषण देते वक्त आप एक मूर्ख जैसे दिखते हो, भाषा का सही प्रयोग नहीं करते हो, या फिर चोर की भांति घबराए हुए लगते हो, तो शायद आपको अच्छा न लगे, लेकिन जब ऐसे ही आपका कोई मित्र आपकी तारीफ करे, आपको कहे कि आप अच्छी भाषा का इस्तेमाल करते हो तथा निर्भीक होकर प्रभावशाली भाषण देते हो, तो शायद आप काफी खुश होंगे, लेकिन क्या आपको ऐसा करना चाहिए? मैं समझता हूं कि सफल वक्ता बनने के लिए आपको सच्चे निर्णय की क़द्र करनी चाहिए, क्योंकि ऐसा करने से हम अपनी गलतियों का सुधार करके अपने स्तर को ऊंचा उठा सकते हैं।

मनुष्य को कभी भी अपने आपको किसी कार्य के लिए असमर्थ नहीं समझना चाहिए। मन में ठान लें कि जीत तुम्हारी है, फिर दुनिया की कोई ताकत तुम्हें हताश नहीं कर सकती। तुम्हें प्रभावशाली वक्ता बनने से कोई रोक नहीं सकता। जरूरत है, तो सिर्फ द ढ़ निश्चय और इच्छा शक्ति की। द ढ़ निश्चय करें तथा शक्ति जुटाएं, फिर सफलता आपके कदम चूमेगी। सफलता के लंबे सफर के दौरान कई मुश्किलों का सामना भी करना पड़ता है। इस दौरान हमें अपनी हिम्मत को बनाए रखना है। आप अपने आपको कभी भी अयोग्य न मानें। नकारात्मक सोच को न पनपने दें, वहम इनसान का सबसे बड़ा दुश्मन है। अतः इससे हमेशा दूर रहें। एक बार एक

व्यक्ति को अपने सिर में टक–टक की आवाज़ सुनाई देने लगी। उसे न जाने कैसे वहम हो गया कि उसके दिमाग में मेढक घुसा हुआ है। वह व्यक्ति बीमार पड़ गया। अस्पताल में डॉक्टरों ने पूरी जांच करके बता दिया कि वह बिलकुल ठीक है। लेकिन उस व्यक्ति की हालत बिगड़ती चली गई। डॉक्टरों को समझ नहीं आ रहा था कि अब क्या करें। जब कोई रास्ता नहीं सूझा, तो एक डॉक्टर ने आकर कहा कि नई रिपोर्ट के अनुसार हमें पता लगा है कि आपके दिमाग में वास्तव में मेढक है। डॉक्टर ने झूठ–मूठ ही उसके सिर के ऑपरेशन का नाटक किया। कहीं से पकड़कर लाए हुए मेढक को मारकर डॉक्टर ने खून से भिगोकर रख लिया। जब उस व्यक्ति को होश आया, तो उसे मेढक दिखाया तथा बताया कि इसे उसके सिर से निकाला गया। वो व्यक्ति बहुत खुश हुआ तथा शीघ्र ही ठीक भी हो गया, लेकिन वह एक अनपढ़ व्यक्ति था। आप एक पढ़े–लिखे तथा समझदार व्यक्ति हो। अतः उम्मीद करता हूं कि आप इस तरह के वहम को अपने नज़दीक आने ही नहीं दोगे।

आत्मबोध आवश्यक

वास्तव में जिस समय मनुष्य स्वयं को पहचान लेता है, उस समय वही सही अर्थों में मनुष्य हो जाता है। अपने सारे गुणों तथा शक्तियों की समझ बहुत ज़रूरी है। यह आत्मबोध होते ही मनुष्य तुरन्त उन्नति के पथ पर अग्रसर होना शुरू कर देता है। हमें अपनी आंतरिक शक्ति को बिखेरने से रोकता है। इन्हें एकत्रित करके अपने लक्ष्य की पूर्ति के लिए प्रयोग करना है। जिस प्रकार लैंस सूर्य की शांत किरणों को इकट्ठा करके एक जगह पर आग भी लगा सकता है, उसी प्रकार हम अपनी भीतरी शक्तियों को पहचान कर उन्हें इकट्ठा करके जटिल–से–जटिल समस्या का समाधान कर सकते हैं तथा अपने महान् उद्देश्यों को प्राप्त कर एक सफल व्यक्ति बन सकते हैं। यहां मैं कुछ विशेष बातें बता रहा हूं, जो आपको सफल वक्ता बनने में मदद करेगी। इन्हें ध्यान से पढ़ें तथा अपने जीवन का अंग बना लें।

समय का पालन करें

आप लोग शायद सोच रहे होंगे कि यह एक छोटी–सी बात है, लेकिन ऐसा नहीं है। एक बात हमेशा याद रखें कि जो व्यक्ति जान–बूझकर अपना या दूसरों का समय बर्बाद करता है, उसे समय कभी नहीं बख्शता, उसे बर्बाद कर देता है। आपने देखा होगा कि बड़े–बड़े नेता कभी भी वक्त पर नहीं

आते, लेकिन इसके कारण उनके हज़ारों वोट टूट जाते हैं, जो कि उनकी का कारण बन जाते हैं। महान् वैज्ञानिक आइंस्टाइन का कथन है कि समय ही मनुष्य का निर्माता है। जैसा वह समय व्यतीत करेगा वैसा ही फल पाएगा। उचित समय बीत जाने पर किया गया कार्य निष्फल होता है। जैसे गाड़ी छूटने के बाद स्टेशन पहुंचना, फसल नष्ट होने पर दवाई छिड़कना तथा असफल होने पर मेहनत करना व्यर्थ है। गोस्वामी तुलसी दास जी लिखते हैं –

का वर्षा जब कृषी सुखाने। समय चूकि पुनि का पछिताने।।

समय का सदुपयोग करके ही महात्मा गांधी जैसे लोग अपने जीवन में सफल तथा महान् व्यक्ति बन सके। अतः एक सफल वक्ता को हमेशा ही समय का पाबंद रहना चाहिए, क्योंकि यदि श्रोताओं में जाकर बैठें, तो हमको वक्ता के आने का इन्तजार करना कभी भी अच्छा नहीं लगेगा। सभी श्रोता यही चाहते हैं कि वक्ता उचित समय पर आए। अन्यथा श्रोता क्रोधित हो जाते हैं तथा कई बार यह क्रोध वक्ता को काफी महंगा भी पड़ता है। एक अच्छे वक्ता को हमेशा समय पर आना चाहिए। यदि आप भाषण देने जा रहे हैं, तो ऐसा भी नहीं होना चाहिए कि आप समय से पहले ही पहुंच जाओ तथा लोगों के आने का इन्तजार करो। एक वक्ता अपने भाषण की शुरुआत में बोल रहा था कि मैं कभी किसी का गुलाम नहीं रहा, कभी समय का भी पाबंद नहीं रहा। वह इन शब्दों का उच्चारण हंसते हुए कर रहा था, मानो बड़ी अच्छी शुरुआत कर रहा हो, लेकिन यह एक भद्दी शुरुआत थी। श्रोताओं ने उसे 'हूट' करना शुरू कर दिया और वह घबरा गया। इससे उसका बना–बनाया खेल बिगड़ गया। मैं आपको भी यह राय दूंगा कि हमेशा समय के ही पाबन्द रहें। इसी से आप श्रोताओं पर अपना प्रभाव छोड़ सकते हो।

सच्चाई की ताकत

हर कोई एक सच्चे व्यक्ति को ही पसन्द करता है। बातूनी तथा झूठे व्यक्ति की हर जगह निन्दा होती है। आपके लिए भला इससे बड़ी खुशी की बात क्या होगी कि लोग आपकी सच्चाई की तारीफ करें, इसके लिए आपको सराहें। लेकिन हां, भाषा में एकदम मग्न होकर या फिर कभी भावुक होकर इस महान् सम्मान पर आंच न आने दें। आपको एक उदाहरण देता हूं कि किस तरह एक अच्छा और बुद्धिमान वक्ता भी सच्चाई का साथ छोड़ देता

है। हम एक बार पिकनिक मनाने के लिए गए। अनेक परिवार इसमें थे, लेकिन न तो जगह सही चुनी गई थी और न ही खाने का कोई खास अच्छा प्रबन्ध था। अतः कई लोग उदास थे तथा कई गुस्से में। जब वापस जाने का समय आया, तो एक व्यक्ति ने उठकर कुछ कहना चाहा। उसने कहा कि हम सबने इस खूबसूरत जगह में काफी आनन्द लिया, काफी अच्छा समय बिताया, अतः मैं उम्मीद करता हूं कि दोबारा भी पिकनिक या मीटिंग के लिए हम इसी स्थान को चुनेंगे। अगर उस वक्ता ने जनता की आलोचना सुनी होती, तो उसे अवश्य महसूस हो जाता कि उसने गलती की है। दरअसल उस वक्ता ने भाषण पहले से ही तैयार किया हुआ था, लेकिन परिस्थितियों के अनुसार वह उनमें बदलाव न ला सका। अगर वह अपने इस भाषण में थोड़ा–सा बदलाव ले आता, तो न तो श्रोताओं को बुरा लगता और न ही उसकी सच्चाई पर प्रश्नचिन्ह लगता।

बहुत से लोगों का भाषण केवल नीरसता के कारण भद्दा लगता है। कुछ वक्ता अपने भाषण के अन्त में कहते हैं कि भगवान तुम्हें आशीर्वाद दे। हम सब को मालूम है कि इस तरह की बातों का कोई अर्थ नहीं होता। अतः हमें ऐसे वाक्यों का प्रयोग रोकना चाहिए, खासकर उस वक्त, जब हम अपने नज़दीकी मित्रों तथा रिश्तेदारों आदि को संबोधित कर रहे हों।

एक अच्छा वक्ता कभी भी दूसरों की भावनाओं को ठेस नहीं पहुंचाता। वह बिना किसी कारण किसी की आलोचना नहीं करना चाहता तथा इसके लिए एक उपयुक्त समय का इन्तजार करता है। अच्छे वक्ता को अपने भाषण में उन्हीं चीजों को शामिल करना चाहिए, जिन पर उसको पूरा विश्वास है तथा जिनका व्याख्यान वह पूरी ईमानदारी के साथ कर सकता है। किसी विवादास्पद मामले पर एक अच्छे वक्ता को तब तक मौन रहना चाहिए, जब तक कि लोगों की भलाई के लिए इसे अनिवार्य न समझा जाए। अतः यदि किसी विषय पर आपका मन आपको कह रहा है कि आप उचित भाषण नहीं दे पाएंगे, तो कृपया न दें, क्योंकि एक अच्छा भाषण न दे पाने के कारण श्रोता आपको निम्न स्तर का वक्ता समझेंगे।

आलोचना

कई बार हमें आलोचना करने के लिए कहा जाता है। बहुत सारे वक्ता चाहते हैं कि कोई उनकी आलोचना करे। उन्हें उनकी गलतियां बताए। एक सही तथा उपयुक्त आलोचना वक्ता के उत्थान में काफी मददगार साबित हो

सकती है, लेकिन बहुत से अच्छे लोग भी आलोचना को एक बुराई मानते हैं तथा किसी की आलोचना नहीं करना चाहते, लेकिन यदि आप सोचते हैं कि उस वक्ता की यह गलतियां हैं, तो आपको उसे अवश्य बताना चाहिए, ताकि वह उनका सुधार करके अपना उत्थान कर सके। लेकिन फिर भी हमें परिस्थितियां देखकर काम करना चाहिए, क्योंकि काफी सारे लोग जब अपनी आलोचना सुनकर भड़क उठते हैं तथा लड़ने के लिए भी उतारू हो जाते हैं। एक शिक्षक अपने छात्र की आलोचना कर सकता है, मालिक अपने नौकर की आलोचना भी आसानी से कर सकता है, लेकिन जब स्थिति बराबर की हो, तो मुश्किल हो सकती है। कई बार वक्ता को श्रोता वर्ग की भी आलोचना करनी पड़ती है। जहां तक हो सके श्रोताओं की आलोचना से बचें, लेकिन यदि किन्हीं कारणों से आपको आलोचना करनी ही पड़ती है, तो अच्छे शब्दों का प्रयोग करें, ताकि श्रोताओं को बुरा न लगे। आलोचना के साथ–साथ थोड़ी–सी प्रशंसा भी करें।

मनोदशा

मनोदशा यानी स्वभाव का एक वक्ता से खास संबंध है, क्योंकि वक्ता को कई तरह के श्रोताओं से जूझना पड़ता है। कई लोग भाषण के दौरान तंग करने की कोशिश कर सकते हैं तथा कुछ आप पर प्रश्नों की बौछार कर सकते हैं, लेकिन आपको बड़ी सूझ–बूझ तथा आत्म–संयम से काम लेना है। ऐसे समय में यदि वक्ता को गुस्सा आ जाता है, तो इसका अर्थ है कि उसका अपने ऊपर नियंत्रण नहीं है। मैंने बहुत से ऐसे वक्ताओं को देखा है, जो श्रोताओं के प्रश्नों को सुनकर भड़क उठते हैं तथा उन पर चिल्लाने लगते हैं। इसके कारण वक्ता के भाषण में संतुलन बिगड़ जाता है। ऐसा वक्ता कभी भी एक सफल वक्ता नहीं कहा जा सकता। बहुत से वक्ताओं को मैंने ऐसे भाषण के दूसरे दिन माफी मांगते देखा है, लेकिन एक बार जनता के बीच अपनी छवि खराब हो जाने के बाद माफी मांगने से कोई फायदा नहीं होता। इसके लिए आपको स्वयं पर नियंत्रण रखना आना चाहिए। हालांकि कुछ मनोरोग विशेषज्ञ कहते हैं कि यदि हमें क्रोध आया है, तो इसे हमें बाहर निकाल देना चाहिए, क्योंकि भीतर रखा हुआ क्रोध दिमाग तथा शरीर दोनों के लिए हानिकारक होता है, लेकिन यदि आपके साथ ऐसा है, तो अपना क्रोध एकांत में निकालें, न कि मंच पर आकर श्रोताओं के सामने। क्रोध को कम करने के लिए शवासन का अभ्यास करें। मिर्च–मसाले तथा तली हुई चीज़ें भी व्यक्ति के स्वभाव को चिड़चिड़ा कर देती हैं। शारीरिक बल का जो

कार्य आपको मुश्किल लगता है, उसे क्रोध के समय करें। इससे आपका क्रोध भी शांत होगा तथा कार्य भी संपन्न हो जाएगा।

प्रशंसा

प्रत्येक व्यक्ति चाहता है कि उसके अच्छे कार्यों को सराहा जाए तथा कोई उसकी प्रशंसा करे। बहुत ही कम लोग ऐसे होते हैं, जिन्हें चापलूसी पसंद होती है। अतः हमें चापलूसी न करके प्रशंसा करना चाहिए। अगर एक वक्ता अपने श्रोताओं की प्रशंसा करना उचित समझता है, तो उसे ऐसा अवश्य करना चाहिए। एक सेनानायक यदि अपने सैनिकों को संबोधित कर रहा है और वह सोचता है कि उसके सैनिकों ने प्रशंसनीय कार्य किया है, तो उसे सैनिकों की प्रशंसा करना चाहिए।

वास्तविकता लाएं

हमेशा याद रखें कि आपके भाषण में वास्तविकता रहनी चाहिए। यदि आप मंच पर जाकर एक वक्ता न लगकर एक स्वचालित यंत्र की तरह दिखते हों, तो श्रोता आपको कभी भी पसंद नहीं करेंगे। श्रोता को चाहिए कि वक्ता खून और मांस से बना हुआ इनसान है, जिसके अंदर हृदय है तथा इनसानियत की भावना है, लेकिन इसका अर्थ यह नहीं कि श्रोता उससे किसी अनोखे व्यवहार की उम्मीद करते हैं। दरअसल श्रोता चाहता है कि वक्ता उसकी भावनाओं को समझे। श्रोता को लगना चाहिए कि वक्ता की सोच उसकी सोच से काफी मिलती जुलती है। अगर आप भाषण देते वक्त कोई नाम गलत बोल जाते हैं तथा श्रोता उठकर आपको सही नाम बताता है, तो आपको बुरा नहीं मानना चाहिए, बल्कि उस श्रोता की प्रशंसा करना चाहिए, क्योंकि वह आपके भाषण को ध्यान से सुन रहा है। जब आप उस श्रोता की प्रशंसा करोगे, तो वह आपके अच्छे भाषण की प्रशंसा भी करेगा। भाषण के दौरान कोई ग़लती भी कर देना चाहिए, ताकि श्रोता तुरंत इसमें शामिल होकर प्रतिक्रिया व्यक्त कर पाए। श्रोताओं को अपनी ऐसी कहानी सुनाने में हिचकिचाएं नहीं, जिसमें आपने कोई गलती की है, बल्कि ऐसी कहानी जोश के साथ बताना चाहिए। उन्हें बताना चाहिए कि मैं यह कहानी इसलिए सुना

रहा हूं, ताकि जो गलतियां मैंने की हैं, उन्हें आप न करें। जब श्रोता देखता है कि भाषण में उसे शामिल किया गया है, तो इसे काफी ध्यान से सुनता है।

उत्साह (जोश)

उत्साह की जरूरत सभी कार्यों में होती है। एक वक्ता में यदि उत्साह नहीं है, तो श्रोता उसको सुनना पसंद नहीं करेंगे। अतः जब भी आप भाषण देते हैं, आपको इस तरह से अभिनय करना है कि आपके चेहरे के हाव-भाव तथा शब्दों के उच्चारण से पता चले कि आपके भीतर जोश है। जब आप एक वक्ता का मंच पर परिचय कराते हो, तो आपको बहुत ही शिष्ट तथा सुंदर शब्दों का प्रयोग करना चाहिए। आप इसमें शब्दों को इस तरह इस्तेमाल करें कि श्रोता को लगे कि आप बहुत खुश हो। वक्ता के बारे में कुछ खास-खास बातें बताएं और फिर उत्सुक जनता को उस वक्ता का नाम बता दें।

जनता गर्मजोशी से उसका स्वागत करेगी। श्रोताओं का ऐसा प्रदर्शन देखकर वक्ता के अंदर भी जोश भर जाएगा और वह बेहतरीन भाषण देने की कोशिश करेगा। परिचय देने के बाद जब आप वक्ता के नाम की घोषणा करते हो, उस वक्त आपको कुछ क्षण के लिए रुकना है। परिचय जैसे ही खत्म हो, आप कुछ देर के लिए रुकें, ताकि जनता वक्ता का नाम सुनने के लिए पूरी तरह तैयार हो जाए। जब ऐसा हो, तो एकदम जोश के साथ वक्ता के नाम की उद्घोषणा कर दें। एक बात का विशेष ध्यान रखें कि जब भी आप वक्ता के नाम की घोषणा करें, तो वक्ता की तरफ न देखें और न ही उसकी तरफ मुड़ें। जब तक आपकी घोषणा का आखिरी शब्द जनता के कानों में नहीं चला जाता, आप श्रोताओं की तरफ ही देखें।

मैंने बहुत सारे लोगों को देखा है, जो काफी अच्छा परिचयात्मक भाषण दे लेते हैं, लेकिन अंत में वे अपने चेहरे को उस वक्ता की तरफ से ऐसे घुमा लेते हैं, मानो श्रोताओं से उनको कुछ लेना-देना ही नहीं है। इस तरह एक अच्छा-खासा परिचयात्मक भाषण भी भद्दा लगने लगता है।

अगर वक्ता के अंदर जोश है, तो उसे अपनी आधी सफलता निश्चित समझनी चाहिए। प्रत्येक श्रोता एक जोशीले वक्ता को पसंद करता है, जोशीले ढंग से दिए गए एक साधारण भाषण को भी जनता ध्यान से

सुनेगी। एक अच्छे वक्ता को अपने विषय का चयन करते समय विशेष ध्यान देना चाहिए, क्योंकि यदि विषय उसकी पसंद का नहीं है, तो उसके भाषण में जोश आ ही नहीं सकता।

भाषण के दौरान कुछ लोग अपने बारे में ही बोलना शुरू कर देते हैं। अगर आप अपनी योग्यता के बारे में बढ़ा–चढ़ाकर बोलोगे, तो श्रोता लोग ऊब जाएंगे, क्योंकि ऐसा कोई भी पसंद नहीं करता। बहुत से लोग अपने फायदे के लिए ऐसा बोलने का प्रयत्न करते हैं। ऐसे लोग या तो किसी कंपनी के मैनेजर होते हैं या फिर ऐसी चीजों के उत्पादक होते हैं, जो श्रोताओं के काम की हों, लेकिन इससे कोई विशेष फायदा नहीं होता। अतः एक अच्छे वक्ता को स्वयं का प्रचार शोभा नहीं देता। वक्ताओं पर भी कुछ वही नियम लागू होते हैं, जो विक्रेताओं पर होते हैं। एक वक्ता अपने विचारों को बेचता है, जबकि विक्रेता अपने सामान को। अतः हम जब कभी किसी भी विषय पर भाषण देते हैं, तो पहले हमें श्रोता के बारे में सोचना है। इस दौरान आप अपने वाक्यों को नीचे दिए गए तरीके से बना सकते हैं—

'आप सहमत होंगे कि...' 'आपको यह नतीजे प्राप्त होंगे...' 'आप जानते हैं कि...'

'आप' शब्द की जगह 'हम' शब्द का प्रयोग भी किया जा सकता है। जैसे–

'हमें बेहतर कार्य करने का प्रयत्न करना चाहिए...' 'अगर हो सके तो हमें हर वर्ष ऐसे ही करना है...'

जब हम भाषण देने के लिए मंच पर जाते हैं, तो कोई दूसरा विचार हमारे दिमाग में नहीं होना चाहिए। हो सकता है कि भाषण की कला में निपुण होने में हमें कुछ देर लगे, लेकिन फिर भी हमें उच्चतम श्रेणी का भाषण देने का प्रयास करना है।

सफल एवं आसान भाषण

सफलता हर किसी को अच्छी लगती है, लेकिन बहुत से लोग अपने आलस्य के कारण सफलता प्राप्त नहीं कर पाते, लेकिन मुझे विश्वास है कि आपमें सफल होने की द ढ़ इच्छा है। अतः आप इस विषय को बड़े ध्यान से पढ़कर एक सफल वक्ता बनोगे। अपना भाषण तैयार करने से पहले आपको अपने विषय तथा परिस्थितियों का पूर्ण ज्ञान होना चाहिए। आपको मालूम होना चाहिए कि श्रोता आपसे क्या उम्मीद करता है? हो सकता है कि आप अणु-विज्ञान के एक महान् वैज्ञानिक हों, लेकिन क्या श्रोता अणु-विज्ञान के बारे में ही जानना या सुनना चाहते हैं? हो सकता है कि श्रोता एक अणु वैज्ञानिक के जीवन के बारे में ही जानना चाहते हों। भाषण देने से पूर्व आपको श्रोता वर्ग का भी ज्ञान होना चाहिए। आपको मालूम होना चाहिए कि :

1. श्रोता पुरुष वर्ग है या स्त्री वर्ग। श्रोता का व्यवसाय क्या है? युवा श्रोताओं की पसंद व द्ध लोगों की पसंद से भिन्न होती है।

2. यदि श्रोताओं को उस विषय का ज्ञान है, तो वे आपको बेहतर समझ सकते हैं। उनके सामने भाषण देते वक्त आप तकनीकी शब्दों का प्रयोग करते हुए विषय की गहराई तक जा सकते हो, लेकिन यदि श्रोताओं को उस विषय का बिलकुल ज्ञान नहीं है, तो आपको साधारण शब्दों तथा आसान तरीके से उन्हें समझाना पड़ेगा।

भाषण देने से पहले आपको यह मालूम होना चाहिए कि आप इसे कब शुरू करोगे तथा समाप्त करने में कितना वक्त लोगे। यदि जनता काफी देर से इन्तजार कर रही है, तो आप अपने श्रोताओं को भाषण शुरू होने से पूर्व यह बता सकते हो कि आप क्या-क्या मुख्य बातें अपने भाषण में शामिल

करने जा रहे हो। आपको यह भी बताना चाहिए कि आपके भाषण के अन्त में प्रश्न–काल भी होगा या नहीं। यदि आप छोटा भाषण देना चाहते हों, लेकिन जनता चाहती है कि आप कुछ और समय के लिए बोलें, तब आपको अपने भाषण के अन्त में प्रश्न–काल शामिल कर श्रोताओं के प्रश्नों के उत्तर देने होंगे। लेकिन ऐसा आप तभी कर सकते हैं यदि आपकी अपने विषय पर अच्छी पकड़ और उस विषय का विस्त त ज्ञान है। कोई श्रोता इस दौरान आपको नई जानकारी देता है, तो उसका धन्यवाद करें। इस प्रश्न–काल के दौरान आप श्रोताओं के अधिकांश प्रश्नों का उत्तर दे पाते हो, तो निश्चित ही आप एक सफल वक्ता हो। श्रोता वर्ग हमेशा आपका स्वागत करेगा।

अपने भाषण में आप उचित शब्दों तथा अलंकृत भाषा का प्रयोग करने की कोशिश करें। हो सकता है कि आप हिन्दी के विद्वान हों तथा आपको भाषा का गूढ़ ज्ञान हो, लेकिन यदि आप अपने भाषण में कठिन शब्दों का प्रयोग करेंगे, तो श्रोता ऊब जाएंगे। इसलिए हमेशा सरल भाषा का ही प्रयोग करने की कोशिश करें। ध्यान रहे कि आपके वाक्य छोटे–छोटे हों। लंबे वाक्यों में प्रवाह और गति कम होती है, अतः सम्प्रेषणीयता में भी कमी आ जाती है। श्रोता को समझने में विलम्ब होता है, जो सफल वक्ता के लिए ठीक नहीं है। भाषण देने के लिए संबंधित विषय का ज्ञान तो आवश्यक है ही, साथ में हिन्दी भाषा का भी विशेष ज्ञान होना चाहिए, लेकिन एक वक्ता बनने के लिए यही काफी नहीं है। इसके लिए बेहतर होगा कि आपको उर्दू का भी थोड़ा बहुत ज्ञान हो, क्योंकि यह एक ऐसी भाषा है, जो मिठास से भरी है। जिस तरह कड़वी दवाई की गोलियों पर चीनी की तह चढ़ने से उसे मुंह में रखना आसान हो जाता है, उसी तरह उर्दू के शब्दों तथा शेरों से नीरस विषय को भी रोचक बनाया जा   सकता है।

उच्चारण

भाषण देते समय जिन विचारों को आप व्यक्त कर रहे हों, उनके भाव आपके चेहरे पर भी होना चाहिए। यदि आप किसी उदास घटना का वर्णन कर रहे हों, तो आपके चेहरे पर भी उदासी होनी चाहिए। हाथों से इशारे करके, कभी कंधों को उचकाकर अपने भाषण में सजीवता लाएं। स्वयं अनुभव करके देखें कि यदि आपके अपने भाषण के दौरान 'ऐसा कभी   नहीं होगा' वाक्य का उच्चारण बिना सिर हिलाए करते हो, तो इसमें सजीवता नहीं आ सकती, लेकिन यदि इसी वाक्य में 'कभी नहीं' शब्द पर थोड़ा–सा जोर दिया जाए

तथा सिर हिलाकर वाक्य का उच्चारण किया जाए, तो यह एक जोशीला उच्चारण होगा, जिसे हर कोई पसंद करेगा। आपने कई लोगों को देखा होगा, वे टेलीफोन पर बात करते वक्त भी एकाएक खड़े हो जाते हैं तथा हाथों से इशारे करते हुए बातें करते हैं। क्या आपने कभी ध्यान दिया कि वे ऐसा क्यों करते हैं? जबकि जिस व्यक्ति से बात की जा रही है, वह हमें देख भी नहीं सकता। दरअसल हमारे शरीर की स्थिति तथा हमारे हाथों के इशारों का हमारे उच्चारण पर काफी प्रभाव पड़ता है। अतः जब हम अपने मित्रों या संबंधियों आदि से बात करते हैं, तो सिर्फ विषय मालूम होता है। शब्द तथा वाक्य अपने आप भीतर से आते हैं। ऐसे समय में हाथ आदि अपने आप ही भावों को व्यक्त करने में उठ जाते हैं। भाषण देते वक्त एक बात का खास ख्याल रखना चाहिए कि हमारा उच्चारण शुद्ध तथा साफ होना चाहिए, ताकि सबसे पीछे खड़ा श्रोता भी ध्यान से सुन सके। कुछ वक्ताओं के पास अच्छा विषय होता है, ज्ञान की भी कमी नहीं होती, लेकिन उच्चारण साफ न होने के कारण श्रोता समझने की कोशिश करता है, लेकिन जब ज्यादा कठिन और उबाऊ हो जाता है, तो ऐसे वक्ता का स्वागत फलों तथा सब्जियों, विशेषकर आलू तथा टमाटर से किया जाता है, यानी उन पर अंडे तक बरसाए जाते हैं। अतः आप अपने उच्चारण को साफ तथा शुद्ध करने का प्रयत्न करें। भारत के लोकप्रिय रेडियो प्रसारण विविध–भारती को तो आपने अवश्य सुना होगा। तब तो प्रसिद्ध उद्घोषक अमीन सायानी को भी अच्छी तरह से जानते होंगे, जिनकी आवाज़ के लाखों लोग दीवाने हैं। उनका एक अलग अंदाज है। एक खिंचाव–सा है उनके शब्दों में। आज केबल टी. वी. के युग में भी लोग उनका कार्यक्रम सुनने के लिए यदि बैठ जाते हैं, तो फिर बाकी सारे कामों को भूलकर बैठे ही रह जाते हैं। हमारे देश के बहुत से नेताओं के भाषण भी काफी जोशीले तथा आकर्षित करने वाले हैं।

हमारा देश कई धर्मों के लोगों का देश है। अतः हमें भाषण देते समय इस बात का विशेष ध्यान रखना है कि हमारे द्वारा प्रयुक्त भाषा से किसी भी संप्रदाय को ठेस न पहुंचे। अपने उच्चारण में सुधार करने के लिए आप टेपरिकार्ड की मदद ले सकते हो। इसके लिए कैसेट को रिकार्डर में डालकर बोलना शुरू करें। संभव हो, तो यह अभ्यास ऐसी जगह करें, जहां

कोई आपको परेशान न कर सके। मन में ऐसा सोचें कि आप श्रोताओं के सामने ही बोल रहे हों। अंत में रिकार्डिंग का बटन ऑफ करके अपने भाषण को सुनें। अगर आप पहली बार ऐसा कर रहे हैं, तो निश्चित ही अपनी आवाज़ में बदलाव लाने का दिल करेगा। उच्चारण करते समय कोशिश करें कि आवाज़ आपके भीतर की गहराई से आए। यह आवाज़ भारी, साफ, प्रभावशाली एवं आकर्षक होगी।

अनुभवों का प्रयोग करें

जो वक्ता अपनी जिंदगी में प्राप्त किए हुए अनुभवों के आधार पर भाषण देता है, उसे श्रोता बड़े ध्यान से सुनते हैं, क्योंकि इस भाषण को वक्ता बड़े ही सजीव अंदाज में, बिना किसी घबराहट के पेश करता है, लेकिन वक्ताओं का यह मानना है कि अपने अनुभवों के बारे में बात करना अच्छा नहीं है। वे अकसर बने–बनाए नियमों के अनुसार भाषण देना बेहतर समझते हैं। जिसके कारण न तो विषय को स्तरीय बना पाते हैं और न ही उच्चारण सही होता है। हर वक्ता विषय की नई जानकारी देना चाहता है। यदि इसे दे पाने में असमर्थ रहा, तो वह एक सफल वक्ता नहीं कहला सकता। अतः मैं आपको सलाह देता हूं कि आप जिंदगी के अनुभवों को अपने भाषण में शामिल करें। ये अनुभव आपको एक विशेष आनंद तथा उत्साह देगा। इस उत्साह के कारण आपके मुंह से निकले शब्द भी जनता को प्रभावित करेंगे। मैं मानता हूं कि हर आदमी के सोचने का एक अलग अंदाज, एक स्वतंत्र तरीका होता है। शायद ही कोई आदमी हो, जिसकी सोच किसी दूसरे आदमी से मिलती हो। इनसान चाहे गरीब हो या अमीर, पढ़ा–लिखा हो या अनपढ़। हमें हर व्यक्ति से कुछ–न–कुछ ज्ञान अवश्य मिलता है। इसलिए जब भी किसी व्यक्ति ने मुझे अपनी जिंदगी का अनुभव बताया, उससे मैं बहुत प्रभावित हुआ। बल्कि मुझे उससे कुछ–न–कुछ सीखने को भी मिला है। मैं यहां आपको यह बताना चाहता हूं कि भाषण का सही विषय अथवा उचित उच्चारण वही हो सकता है, जिसमें हम अपने जीवन की घटनाओं तथा अनुभवों को शामिल करें। भाषण में यदि हम स्वयं को शामिल करें, तभी वह रोचक तथा प्रभावशाली बन सकता है। कुछ वक्ता अच्छा भाषण दे लेते हैं, लेकिन कई बार पूरी तैयारी न होने की वजह से अच्छा भाषण नहीं दे पाते। ऐसे समय में, जबकि आपका विषय रुचिकर न हो, या फिर आपकी पूरी तैयारी न हो, तो भाषण देने से आपको मना कर

देना चाहिए। जब आप भाषण देने के लिए मंच पर जाते हो, तो अपने आपसे पूछो कि श्रोता मेरा भाषण क्यों सुनना चाहते हैं?

अगर आपको भाषण देने के लिए चुना गया है और आप समझते हैं कि आप श्रोताओं को इस विषय पर अपने भाषण से प्रभावित नहीं कर सकते, तो आपको ऐसे विषय पर भाषण नहीं देना चाहिए। यदि आप ऐसे विषय पर भाषण देते हो, तो निश्चित ही जनता के बीच आपकी छवि खराब हो जाएगी, क्योंकि लोगों की मानसिकता ऐसी होती है कि वे अच्छी बातों को तो भूल जाएंगे, लेकिन यदि आप ने उन्हें उबाया है, तो उनको आपकी बातें स्वीकार नहीं होंगी। ऐसे समय को वे हमेशा याद रखेंगे। इसलिए मेरी यह सलाह है कि वर्ष में दस कामचलाऊ भाषण देने से बेहतर है कि तीन–चार बढ़िया, प्रभावशाली तथा रुचिकर भाषण दें। आपको एक बात और मालूम होनी चाहिए कि अच्छा वक्ता होने के लिए जरूरी नहीं कि व्यक्ति अमीर हो। बहुत से लोग अच्छे परिवारों से होते हैं, अमीर होते हैं, लेकिन भाषण की कला में पिछड़े होते हैं। ऐसे लोगों को कई बार इसलिए मंच पर बुलाया जाता है, क्योंकि वे संस्थाओं को दान आदि देते रहते हैं। ऐसे व्यक्ति जब किसी को सम्मानित करने के लिए मंच पर आकर बोलने लगते हैं, तो विषय और भाषण कला संबंधी ज्ञान न होने के कारण श्रोता बड़ी बेसब्री से भाषण की समाप्ति का इंतजार करता है। कई बार तो सब्र का अन्त हो जाने पर श्रोता बीच में ही तालियां बजा देता है। एक वक्ता के लिए भला इससे शर्मनाक बात और क्या हो सकती है?

मैं यहां आपको यह बताना चाहूंगा कि आपके भाषण में तालियां केवल तभी बजनी चाहिए, जब आप चाहें। इसके लिए आपको अपने विषय के साथ बिलकुल घुल–मिल जाना है। आपकी इसमें रुचि होनी चाहिए कि आप अपने विषय को बहुत–सा समय देकर उसे उत्तम श्रेणी का बना सको। ऐसा करने पर ही आप एक बेहतर भाषण दे सकते हैं। जनता ऐसा भाषण सुनकर अवश्य ही प्रभावित होगी।

जब आप अपने विषय पर काफी दिन तक सोचेंगे, तो आपके मन में नए–नए विचार आएंगे। ये विचार इतने बढ़िया तथा रोचक होंगे कि जनता इनका दिल खोलकर स्वागत करेगी, क्योंकि ये आपके दिमाग की उपज हैं। आप चाहे कितनी भी किताबें पढ़ लो, लेकिन ऐसे विचार आपको नहीं मिल सकते। यदि आप अपने शहर के एक इज्जतदार तथा काबिल इनसान हो

और आपको उस क्षेत्र के विद्यालय के नए भवन के उद्घाटन पर भाषण देने के लिए आमन्त्रित किया गया है, तो ऐसा भाषण देने से पहले आपको पूरी जानकारी एकत्रित करना चाहिए। जैसे—

1. विद्यालय कब से शुरू हुआ?

2. पुराना भवन कब बना था?

3. कौन–कौन से व्यक्ति इसमें पढ़कर बड़े आदमी बने?

4. नई इमारत बनने में कितना समय लगा?

5. कौन–कौन सी रुकावटें आईं?

6. यदि कोई अप्रिय घटना घटी हो, तो उसका ब्योरा।

7. किस–किस का योगदान रहा?

यदि ये सब बातें आपको मालूम हैं, तो आपका भाषण सही शब्दों में एक बेहतरीन भाषण होगा। श्रोता एकदम उतावला हो जाएगा। उन शब्दों को सुनने के लिए, जो अभी आपके मुंह से निकले ही नहीं है। जब आप ऐसे विषय के बारे में सोचते हैं, तो एक कॉपी–पेंसिल लेकर बैठें, क्योंकि कई नई–नई बातें आपको याद आएंगी। इन सब नए विचारों को तुरन्त कागज पर लिख डालें, फिर इनको इकट्ठा करके एक अच्छा भाषण बना लें। जनता आपके विचारों को सुनकर अवश्य ही आपकी वाह–वाही कर उठेगी। वह हमेशा उस वक्ता का साथ देती है, बशर्ते कि वह अपने भाषण से जनता को नई–नई बातें बताए तथा रुचि भी बनाए रखे।

अब तक आपको मालूम हो गया होगा कि भाषण कुछ तथ्यों और विचारों का पुलिंदा है। इसमें शामिल विचार पूर्णरूप से आपके अपने भी हो सकते हैं या फिर दूसरों से इस संबंध में जानकारी प्राप्त की जा सकती है। इस प्राप्त जानकारी को आप अपने अनुसार भाषण का रूप दे सकते हो, लेकिन भाषण को अंतिम रूप देने से पहले आपको यह देखना है कि आप किस तरह का भाषण देने जा रहे हो। आपके भाषण मुख्यतः चार प्रकार के हो सकते हैं—

1. सूचनात्मक भाषण,

2. जनता को समझाने के लिए भाषण,

3. प्रेरणादायक भाषण,

4. स्वागत भाषण।

सूचनात्मक भाषण

सूचनात्मक भाषण काफी हद तक एक लेक्चर जैसा ही होता है। वक्ता भाषण में नई–नई जानकारियां जनता तक पहुंचाता है। आज हमारे देश में भी सूचनात्मक भाषण का विशेष महत्त्व है, क्योंकि यदि बड़े–बड़े उद्योग जनता को या अपने ग्राहकों को नए उत्पादों की जानकारी नहीं देंगे, तो उनका सामान कोई भी नहीं खरीदेगा। हमारे देश में विक्रेता प्रतिनिधि ही अपनी वाक्कला से ग्राहकों को आकर्षित करता है तथा कंपनी की बिक्री बढ़ाता है। कंपनी के प्रबंधक को भी एक अच्छा वक्ता होना चाहिए, क्योंकि बड़ी कंपनियां जैसे हवाई जहाज आदि बनाने वाली कंपनियों में कंपनी का बिक्री प्रबंधक ही समय–समय पर अपने नए उत्पादों तथा पुराणों में किए गए विकासों के बारे में सूचनात्मक भाषण देते हैं। इस प्रकार के भाषण के लिए आपको कुछ महत्वपूर्ण बातें याद रखना चाहिए। जैसे–

1. भाषण में ऐसी तकनीकी भाषा का प्रयोग न करें कि आपका भाषण श्रोताओं के सिर के ऊपर से ही गुज़र जाए। आपको सरल भाषा का प्रयोग करके उन्हें नई तकनीक की जानकारी देनी है, न कि कठिन शब्दों का प्रयोग करके अपनी योग्यता का परिचय देना है।

2. श्रोताओं को खास–खास चीजों की जानकारी दें, ताकि उनके भीतर कुछ और जानने की इच्छा बनी रहे। भाषण के दौरान समय का भी ध्यान रखें।

3. अपने कई वर्षों के अनुभव को आप दस–बीस मिनटों में ध्यान में नहीं ला सकते। अतः आप कोई एक क्षेत्र चुन लें तथा उसके बारे में विस्त त जानकारी जनता को दें।

मैंने एक वक्ता को उड़ान संबंधी नियमों पर भाषण देते सुना। यह वक्ता एक वायुयान अभियन्ता था तथा 'हवाई–जहाज कैसे उड़ता है?' विषय पर भाषण दे रहा था, लेकिन उसकी जटिल तकनीकी भाषा के कारण आधे से ज्यादा लोगों को तो पता ही नहीं चल पाया कि वह कहना क्या चाह रहा है? ऐसे समय में वक्ता को यह नहीं दर्शाना चाहिए कि उसके पास बहुत ज्ञान है, बल्कि उसे आसान शब्दों में अपनी बात को श्रोताओं तक पहुंचाना चाहिए।

4. भाषण के दौरान यह आपका कर्त्तव्य बनता है कि आप हर बात श्रोता को विस्तार से बताएं। अगर आप समझते हैं कि कुछ बातों को ठीक से समझा नहीं पाए, तो उन्हें दूसरे शब्दों का प्रयोग करके दोबारा समझा

सकते हैं।

5. आपका भाषण चाहे कितना ही ज्ञानवर्धक क्यों न हो, लेकन यदि इसमें रोचकता नहीं होगी, तो श्रोताओं को ज्यादा देर तक बांध नहीं पाएंगे। अतः रोचकता अवश्य बनी रहनी चाहिए। चाहे इसके लिए थोड़ा–सा विषय से हटना भी पड़े।

6. भाषण के दौरान बताई गई मुख्य तथा महत्त्वपूर्ण बातों को अंत में अवश्य दोहराना चाहिए। इससे श्रोता बहुत जल्दी पूरे विषय को आसानी से समझ जाते हैं।

प्रेरणादायक भाषण

प्रेरणादायक भाषण का उद्देश्य श्रोताओं में जोश भरना है। आपको ऐसे लोगों को भी कार्य करने के लिए प्रेरित करना पड़ सकता है, जो इसके इच्छुक न हों। हालांकि प्रेरणादायक भाषण देना एक मुश्किल काम है, लेकिन मेहनत और लगन से हर कठिन कार्य को आसान बनाया जा सकता है। जब आप इसके तरीकों को अभ्यास करके सीख लेंगे, तो यह आपकी आदत–सी बन जाएगी। जब कभी भी आप प्रेरणादायक भाषण देते हो, तो आपको कुछ बातें याद रखनी चाहिए। जैसे–

1. भाषण के दौरान केवल प्रेरणादायक प्रसंग सुनाकर ही लोगों को प्रेरित करने का प्रयास नहीं करना चाहिए, बल्कि इसके लिए श्रोताओं की भावनाओं को भी समझना चाहिए।

2. जब कभी भी भाषण के दौरान आप श्रोताओं को किसी तथ्य के बारे में बताते हैं, तो ध्यान रहे कि वह बिलकुल सही तथा सत्य होना चाहिए।

3. आपके प्रेरणादायक भाषण से श्रोताओं को लगना चाहिए कि उन्हें इससे अवश्य ही फायदा होगा।

समझाने हेतु भाषण

श्रोताओं को मात्र किसी बात या विषय के बारे में समझाने के लिए इस तरह का भाषण दिया जाता है। यह भाषण सबसे आसान है। अगर आप अपने विषय को अच्छी तरह से समझ सकते हो, तो निश्चय ही आप इसे श्रोताओं को आसानी से समझा सकते हो। इस तरह का भाषण देने के लिए कुछ बातों को हमेशा याद रखें। जैसे–

1. यदि आप भाषण के दौरान श्रोताओं को साधारण भाषण द्वारा समझाने का प्रयत्न करेंगे, तो जैसे ही आपका भाषण खत्म होगा, श्रोता आपकी बातों को भूल जाएंगे। अतः भाषण में कुछ ऐसी बातें होनी चाहिए, जिन्हें श्रोता हमेशा याद रखे।

2. आप अपने भाषण से श्रोताओं को केवल तभी प्रभावित कर सकते हो, जब आपको उस विषय का पूरा ज्ञान हो।

3. इस तरह का भाषण ज्यादा लंबा न होकर छोटा होना चाहिए। कोई भी व्यक्ति 10-15 मिनट से ज्यादा इस विषय पर नहीं सुन सकता।

स्वागत भाषण

जैसा कि आपको पहले भी बताया जा चुका है कि जब हम किसी व्यक्ति के स्वागत में भाषण देते हैं, तो हमें कुछ विशेष बातों का ध्यान रखना चाहिए। जैसे—

1. जिस व्यक्ति के स्वागत के लिए हम भाषण दे रहे हैं, हमें उसकी उपलब्धियों, उसकी विशेषताओं का पूरा ज्ञान होना चाहिए।

2. भाषण देते समय कुछ लोग उस व्यक्ति की तरफ देखना शुरू कर देते हैं, जिसके स्वागत में भाषण दिया जा रहा है। इससे जनता को लगता है कि वक्ता उनसे नहीं किसी और से बात कर रहा है।

3. भाषण ज्यादा लंबा न होकर छोटा तथा रोचक होना चाहिए।

4. स्वागत भाषण में अच्छी कहावतें तथा कुछ भद्र हास्य कविताओं को भी शामिल किया जा सकता है।

आपके भाषण का सफल होना मुख्यतः तीन बातों पर निर्भर करता है—

क. वक्ता, ख. भाषण का प्रकार, ग. श्रोता।

पहली तथा दूसरी स्थिति में तो वक्ता और भाषण का संबंध है, लेकिन तीसरी स्थिति में श्रोता भी शामिल हो जाता है। हो सकता है कि आपने विषय की पर्याप्त तैयारी की हो तथा विषय भी श्रोताओं के हित का हो, लेकिन यह सब भाषण की सफलता के लिए काफी नहीं है। इसके लिए एक मुख्य तत्व यह भी है कि श्रोताओं को यह महसूस होना चाहिए कि आपका भाषण उनके लिए काफी महत्त्वपूर्ण है। भाषण को लेकर जो आवेश, जो उत्तेजना आपके भीतर है, आपको उसे श्रोताओं तक पहुंचाना है। एक अच्छा तथा प्रभावशाली वक्ता हमेशा यही चाहता है कि उसके श्रोता भी

वैसा ही अनुभव करें, जैसा वह स्वयं कर रहा है। वे उसकी विचारधारा से भी सहमत हों। अच्छे वक्ता को हमेशा श्रोताओं को खुश रखने का प्रयास करना चाहिए। उसे अपनी जिन्दगी के अनुभवों को श्रोताओं के साथ बांटना आवश्यक है। उसे अपनी भलाई के लिए नहीं, बल्कि श्रोताओं की भलाई के लिए कार्य करना चाहिए (भाषण देना चाहिए)। एक अच्छे वक्ता को यह मालूम होता है कि उसके भाषण की सफलता अथवा असफलता उसके हाथ में नहीं, बल्कि इसका निर्णय तो श्रोताओं के दिलों तथा दिमागों में लिया जाएगा।

बोलने का अभ्यास

भाषण देने के लिए आपका विषय चाहे कोई भी हो, इसके बारे में अच्छी तरह से सोचें। इससे पहले कि भाषण को कई चरणों में याद करके प्रस्तुत करने की चिन्ता आपको सताए, किसी एक विषय पर कुछ देर बोलने का अभ्यास करें कि आप सही ढंग से बोल रहे हैं, या नहीं, इस बात की चिन्ता किए बिना कुछ देर तक लगातार बोलते चले जाएं। अगर आप बिना रुके किसी भी विषय पर एक–दो मिनट तक बोल सकते हैं, तो भाषण देना आपके लिए कोई मुश्किल कार्य नहीं है। इसके लिए मैं यहां कुछ तरीके बता रहा हूं, आपको जब भी वक्त मिले, इनका अभ्यास करें :

एक शब्द पर भाषण : कोई भी एक शब्द चुनें, जैसे पेन, किताब, बेंच या अपनी पसन्द का कोई और शब्द भी चुन सकते हैं। अब इस शब्द के बारे में आप क्या तथा कितना जानते हैं, भाषण के रूप में इसे बोलना शुरू कर दें। आपको कम–से–कम एक मिनट के लिए बोलना है।

विषय पर भाषण : जब आप सुबह या शाम को भ्रमण के लिए निकलते हैं, तो कोई भी एक विषय जैसे मुस्कान, क्रोध, धूम्रपान आदि चुन लें। अब इस पर कुछ देर, यानी एक या दो मिनट के लिए अपने विचारों को प्रस्तुत करें। बोलते समय गलतियों की परवाह न करते हुए आप सिर्फ धाराप्रवाह बोलें।

भाषण जैसा विषय : आपने एक–एक मिनट का बहुत अभ्यास कर लिया। अब अभ्यास के समय तथा भाषण के विषय को थोड़ा लंबा करें। आपके भाषण का विषय जनसंख्या विस्फोट, कंप्यूटर का महत्त्व, अंतरिक्ष की खोजें कोई भी हो सकता है। जब आप प्रातः भ्रमण के लिए निकलते हैं, तो साथ में चल रहे मित्र को अपना भाषण सुना सकते हैं। केवल तुरन्त सोचे

हुए विषय पर ही भाषण दें, क्योंकि इसकी पूर्व तैयारी करके जाने से आपको कोई विशेष लाभ नहीं होगा। इस विषय पर कुछ क्षणों के लिए बिना रुके बोलने का अभ्यास करें। नीचे दिए गए विषयों पर भी आप अपने विचार प्रस्तुत कर सकते हैं :

1. पश्चिमी सभ्यता का अंधानुकरण, 2. विश्व बाजार व्यवस्था, 3. कारगिल युद्ध की त्रासदी, 4. राजनीति का अपराधीकरण, 5. बेरोज़गारी की समस्या।

अगर प्रातः भ्रमण के दौरान आपको अपना भाषण सुनाने के लिए कोई मित्र मिल जाता है, तो अच्छी बात है। यदि साथी नहीं है, तो भी चिन्ता की बात नहीं। आप अकेले भी अभ्यास कर सकते हैं। अभ्यास के दौरान हो सकता है कि कोई आप पर हंसे या आपका मज़ाक उड़ाए, आपको इसकी परवाह किए बिना लगातार बोलते रहना है। यह तो अभ्यास की ही बात है, हो सकता है आपके वास्तविक भाषण में भी कुछ लोग आप पर हंसने लगे हैं, तो एक तरह से वे आपकी मदद ही करेंगे।

विषय एक भाषण अनेक

अभ्यास के लिए किसी एक विषय को चुनें तथा उस पर दो या तीन अलग-अलग ढंग के भाषण तैयार करने की कोशिश करें। यह सोचकर भाषण तैयार करें कि आपको एक दिन में एक ही विषय पर अलग-अलग मानसिकता वाले श्रोताओं को संतुष्ट करना है। मान लीजिए आपका विषय है– कंप्यूटर।

ग्राहकों के लिए भाषण : आप अपने शहर की किसी कंपनी के बिक्री-प्रतिनिधि हैं और अपने ग्राहकों को संतुष्ट करने के लिए भाषण दे रहे हैं, तो इसमें आपको ग्राहकों को समझाना होगा कि आपने अपने कंप्यूटर में क्या-क्या शामिल किया है, जो दूसरों में नहीं है। बाज़ार में अपनी तरह का यह पहला कंप्यूटर है, जिसमें इतनी खूबियां हैं, लेकिन दाम काफी कम है।

छात्रों के लिए भाषण : अगर आप कंप्यूटर के छात्रों के समक्ष भाषण दे रहे हैं, तो आपको उन्हें बताना होगा कि कंप्यूटर क्या होता है, किसने इसको तैयार किया तथा इसके क्या-क्या उपयोग हैं। इसके बाद आपको उन्हें कंप्यूटर के इस्तेमाल तथा उसमें डाली गई भाषाओं आदि के बारे में भी बताना पड़ेगा।

बेरोज़गार युवकों के लिए भाषण : आपका भाषण यदि बेरोजगार

युवकों के लिए है, तो इसमें आपको उन्हें बताना पड़ेगा कि हमारे जीवन में कंप्यूटर का क्या महत्त्व है? इसका किस तरह का कोर्स करके, किस–किस क्षेत्र में नौकरी प्राप्त कर सकते हैं। एक तरह से इस भाषण में कंप्यूटर कोर्स करने की प्रेरणाप्रद बातें भरी होनी चाहिए।

इस तरह से अलग–अलग विषयों पर दो–तीन तरह के भाषण तैयार करें। कुछ विषयों पर हम उनके पक्ष तथा विपक्ष, दोनों पर भाषण दे सकते हैं। ऐसे विषयों पर दोनों तरह के भाषण तैयार करें। परिवार नियोज़न, कामकाजी महिलाएं तथा आरक्षण जैसे विषयों के पक्ष–विपक्ष में अपना भाषण तैयार करके अभ्यास कर सकते हैं।

भाषण के मुख्य चरण

इस धरती पर पैदा हुआ हर प्राणी किसी न किसी तरह से एक दूसरे को अपने भावों तथा विचारों से अवगत कराने की कोशिश करता है। इन सब में केवल मनुष्य ही ऐसा प्राणी है, जिसके पास बोलने की अद्भुत शक्ति है। ईश्वर के इस अनमोल उपहार के कारण ही हम अपने विचारों को बोलकर दूसरे के सामने व्यक्त कर पाते हैं। हम अपनी योग्यताओं आदि के बारे में भी इसी के माध्यम से दूसरों को बताते हैं। कुछ लोग कम ज्ञान, घबराहट या फिर डरपोक होने के कारण अपने विचारों को सही ढंग से व्यक्त नहीं कर पाते, लेकिन आज केवल वही व्यक्ति सफल हो सकता है, जो बिना झिझक के अपने विचारों को दूसरों के सामने ला सके। आपके विचार चाहे कितने ही महान् क्यों न हों, लेकिन अगर आप उन्हें व्यक्त नहीं कर पाते, तो आपके बुद्धिमान होने का कोई अर्थ ही नहीं है। आपके अंदर का ज्ञान उस गड़े हुए धन की तरह है, जिसका किसी को पता ही नहीं होता। अतः आपको अपने विचारों को व्यक्त करने की कला को सीखने के लिए प्रयत्न करना चाहिए। हमेशा प्रयत्न करते रहो कि आप अपने विचारों को किसी अकेले व्यक्ति को, जनता को या छोटे समूह को बेहतर ढंग से समझा सको। आप जब अपने विचारों को बेहतर तरीके से प्रस्तुत करने में सफल हो जाओगे, तो देखोगे कि आपके भीतर एक नई शक्ति का संचार हो रहा है। इससे आपके व्यक्तित्त्व में भी निखार आ जाएगा। अपने विचारों को सफलतापूर्वक एक वक्ता के रूप में व्यक्त करने से जो खुशी, जो उत्साह आपको मिलेगा, वह दुनिया की कोई दवाई नहीं दे सकती।

प्रभाव पैदा करें

भाषण देने से पहले आपको इस बात का ध्यान देना है कि श्रोताओं के लिए

जानकारी के साथ-साथ भाषण को रुचिकर बनाना है। जब सारे तथ्य, सारी जानकारी आपके पास एकत्रित हो जाए, तो उसे आसान शब्दों का प्रयोग करते हुए इस तरह से क्रमबद्ध करें कि भाषण देते समय प्रवाह भी बना रहे तथा श्रोता भी उसे पसंद करें। मैं समझता हूं कि भाषण भी बिक्री की वस्तु की तरह है। जिस तरह एक विक्रेता को अपना सामान बेचने के लिए तरह-तरह से क्रेता को आकर्षित करना पड़ता है तथा विज्ञापनों द्वारा भी प्रचार करना पड़ता है, ठीक उसी प्रकार एक वक्ता को भी काफी मेहनत करनी पड़ती है। हमेशा याद रखें कि एक अच्छा भाषण देने के लिए आपको अच्छी शुरुआत करनी पड़ेगी। इस प्रभावशाली शुरुआत के साथ ही कुछ दिलचस्प तथा रोचक जानकारी श्रोताओं के साथ बांटनी है, ताकि आपके भाषण में रुचि बनी रहे तथा आपके विचारों को ध्यानपूर्वक सुन सकें।

आपको यदि जनता के सामने 'लोक वक्ता कैसे बनें' विषय पर भाषण देने के लिए कहा जाता है, तो निश्चित ही आप प्रयत्न करोगे कि भाषण एक अच्छे स्तर का हो। भाषण देने से पहले आपको अपने आप से यह प्रश्न पूछना है कि श्रोता मेरे भाषण को क्यों सुनना चाहते हैं? शायद वो आपके भाषण इसलिए सुनना चाहते हैं, क्योंकि वे एक अच्छा वक्ता बनना चाहते हैं। आपको अपने भाषण में आसान, प्रभावशाली तथा रोचक भाषा का प्रयोग करना होगा। कारण कि बहुत सारे लोग आपको ही आदर्श मानकर चलेंगे। अतः आपको भाषण देने से पहले अच्छी तरह से अभ्यास करना चाहिए। इस तरह के भाषणों में जनता गलतियों की न तो आशा करती है और न ही बर्दाश्त करती है।

विस्त त ज्ञान एकत्रित करें

जिस क्षेत्र में आपको भाषण देना है, उसका विस्त त ज्ञान आपके पास होना चाहिए। आपको भारत तथा विश्व के महान् वक्ताओं के बारे में भी अवश्य पता होना चाहिए। आपने सुभाषचन्द्र बोस के भाषण की रिकार्डिंग्स भी सुनी होगी तथा अटल बिहारी वाजपेयी का भाषण भी सुना होगा। आप स्वयं से पूछें कि इनके भाषणों में ऐसी क्या खास बात है, जिसके कारण लोग अपनी गरदन के दर्द को भूलकर एकाग्रता के साथ इन्हें सुनते तथा देखते रहते हैं। आपको यह भी मालूम होना चाहिए कि इस क्षेत्र में कौन-कौन सी किताबों का अध्ययन करना चाहिए? भाषण तैयार करने का सबसे बढ़िया तरीका मालूम होना चाहिए। अगर आपको अच्छे वक्ताओं के भाषण सुनने का मौका

मिल जाए, तो आप उनसे बहुत सारी बातें काफी कम समय में सीख सकते हैं। अब तो चिकित्सा विभाग के मनोरोग विशेषज्ञों द्वारा अध्ययन से पता चला है कि जो व्यक्ति एक अच्छा वक्ता है, उसके समीप घबराहट तथा झिझक नाम की चीजें आ ही नहीं सकती। जब भी हम किसी विषय पर भाषण देने के लिए जाते हैं, तो हमें विषय संबंधी संपूर्ण ज्ञान तो होना ही चाहिए, साथ ही हमें आस–पास के माहौल का भी ज्ञान होना चाहिए।

यदि हम '**सफल वक्ता कैसे बनें**' विषय पर भाषण देने जा रहे हैं, तो हमें निम्न बातें मालूम होनी चाहिए :

1. क्या श्रोता एक नौसिखिया है?

2. क्या श्रोता ने कभी भाषण दिया है?

3. श्रोता पुरुष है या महिला, या फिर दोनों?

4. क्या श्रोता समूह वार्ता में दिलचस्पी रखता है?

5. श्रोता व्यापारी वर्ग से है, या फिर किसी अन्य वर्ग से?

6. क्या श्रोता ने पहले किसी अच्छे वक्ता का भाषण सुना है?

7. उन्होंने किसका भाषण सुना है तथा कौन–कौन सी बातें उन्हें अच्छी लगीं?

8. आपके भाषण का आयोजक कौन है?

श्रोताओं से भाषण के पूर्व बात करने से आपको पता चल जाएगा कि पहले के वक्ताओं ने किस–किस विषय पर ज्यादा जोर दिया था। यदि आपके पहले का वक्ता 'मंच–भीरुता' पर अधिक बल देता है, तो आप 'स्मरण शक्ति' या फिर किसी अन्य चीज पर अधिक बल दे सकते हैं? जब आपका भाषण पूर्णरूप से समद्ध बन जाए, तो आप इसे प्रस्तुत करने के लिए तैयार हो जाएं। भाषण के लिए मुख्य बिंदुओं (प्वाइंट्स) को आप कागज पर लिख सकते हैं। प्रारम्भ से अन्त तक भाषण को कुछ मुख्य चरणों में बांट लें। जैसे—

शुरुआत : भाषण की शुरुआत सदैव गर्मजोशी के साथ होनी चाहिए। भाषण के माध्यम से आपको अपने विचार श्रोताओं के समक्ष प्रस्तुत नहीं करने हैं, बल्कि उन्हें श्रोताओं के साथ बांटना है। भाषण के दौरान श्रोताओं को धन्यवाद दें कि वे अपने व्यस्त कार्यक्रम से वक्त निकालकर आपका भाषण सुनने के लिए उपस्थित हुए।

रोचकता : भाषण में ज्यादा उपदेश भी अच्छे नहीं लगते। अतः अगर

आप एक बेहतरीन भाषण देना चाहते हो, तो विषय में सार्थकता बनाए रखें। यदि आप कोई हंसाने वाली बात बताने जा रहे हैं, तो श्रोताओं को पहले कभी न बताएं कि आपको यह बात सुनकर हंसी आ जाएगी, क्योंकि ऐसा करने से इसका असर कम हो जाएगा और श्रोता पहले से सतर्क हो जाएगा।

जोश तथा विश्वास : भाषण के दौरान आप जो कुछ भी बोलते हों, उसे द ढ़ विश्वास तथा जोश के साथ प्रस्तुत करें। विश्वास में जादू होता है। अतः आपके भाषण का भी लोगों पर जादुई प्रभाव पड़ेगा।

भाषण का मुख्य भाग : भाषण के मुख्य भाग में आपको विषय संबंधी ठोस सबूत पेश करके जनता के दिमागों में अपने विचारों के लिए जगह बनानी है। उचित विषय तथा पर्याप्त ज्ञान होने के साथ–साथ आपको इस बात पर भी ध्यान देना है कि आप मंच पर कैसे दिखते हो। साथ ही इसका ध्यान भी रखना चाहिए कि कहीं आपका विषय छूट तो नहीं रहा है।

आंखों में देखें : भाषण को प्रस्तुत करते समय जनता की आंखों में आखें डालकर देखना चाहिए। इस तरह आप एक–एक करके काफी लोगों को कुछ–कुछ देर के लिए समझा सकते हो। ऐसा करने से आपका विश्वास भी बढ़ेगा तथा आपको पता भी नहीं चलेगा कि आपका भाषण कब खत्म हो गया।

भाषण का अंत : जिस तरह प्रारम्भ में रोचकता का अधिक महत्त्व है, उसी तरह भाषण का एक रोचक अंत भी होना चाहिए। भाषण के अंत में मुख्य बातों को दोहराना न भूलें, क्योंकि जब श्रोता संक्षेप में मुख्य बातों को दोबारा सुनते हैं, तो वो इन्हें काफी लंबे समय तक याद रख सकते हैं। भाषण के अंत में श्रोताओं तथा आयोजक का धन्यवाद करना न भूलें।

श्रोताओं का विश्वास जीतें : अपने भाषण की सफलता के लिए आपको श्रोताओं का दिल जीतकर अपने पक्ष में करना पड़ेगा। इसके लिए आप कुछ इस तरह के वाक्य इस्तेमाल कर सकते हैं–

1. आपको मालूम होगा ...
2. आपने देखा होगा ...

भाषण के दौरान जब कोई श्रोता बीच में अच्छी जानकारी देता हुआ बोल पड़े, तो आपको इसका बुरा नहीं मानना चाहिए। उस समय आप कह सकते हैं कि 'आप बिल्कुल सही कह रहे हैं।' ऐसे श्रोताओं की प्रशंसा करना न भूलें, क्योंकि यही आपके सच्चे साथी हैं।

स्म ति कैसी हो?

एक सफल वक्ता के लिए आवश्यक है कि आपकी स्म ति अच्छी हो, क्योंकि ऐसा व्यक्ति ही अधिक से अधिक जानकारी अपने पास रख सकता है। कमजोर याददाश्त वाला व्यक्ति उस बिना कम्पास वाले समुद्री जहाज की तरह होता है, जो कुछ दूर चलने के बाद अपने मार्ग से भटक जाता है। अतः एक अच्छा वक्ता बनने के लिए जरूरी है कि आपकी याददाश्त भी उन्नत हो। इसमें सुधार करने के लिए आप शवासन, समाधि तथा चिन्तन आदि कर सकते हो। स्म ति बढ़ाने के लिए और भी उपाय किए जा सकते हैं। शराब आदि नशों से स्वयं को हमेशा दूर रखें, क्योंकि इससे हमारे स्नायु तंत्र को भी नुकसान पहुंचता है तथा यह हमारी याददाश्त को भी कमजोर बना देता है।

एक आसान कार्य

आपको अब तक तो यह पता लग गया होगा कि एक सफल भाषण देना कोई मुश्किल काम नहीं है। यदि हम सच्ची लगन से भाषण को सफल, रोचक तथा प्रभावशाली बनाने के लिए प्रयत्न करते हैं, तो निश्चित ही हम सफल होंगे। आप पाओगे कि भाषण देना एक कठिन कार्य न होकर आनन्ददायी कार्य है, लेकिन इसके लिए आपको सुझाई गई हर तकनीक को अपनाना पड़ेगा। हममें से कोई भी वक्ता बेकार भाषण नहीं देना चाहता, लेकिन कई बार अभ्यास तथा सही ज्ञान के अभाव में हम सफल एवं प्रभावशाली भाषण देने में असमर्थ रहते हैं। मैंने देखा है कि काफी सारे वक्ता उचित विषय को चुनते हैं, विचारों को भी सही ढंग से प्रस्तुत करते हैं, लेकिन भाषण में नीरस आंकड़ों को शामिल करके विषय में रूखापन पैदा कर देते हैं। रूखे ढंग से प्रस्तुत किए हुए आंकड़ों को कोई भी पसंद नहीं करता। यदि आप आंकड़े देना ही चाहते हैं, तो बिल्कुल सही संख्या बताने की जरूरत नहीं है। अगर कोई वक्ता यह कहता है कि हमारे स्वयं सेवकों ने देश भर में ग्यारह लाख निन्यानबे हजार नौ सौ बारह पुरुषों तथा आठ लाख उन्चास हजार तीन सौ छब्बीस महिलाओं को पढ़ना–लिखना सिखाया, तो श्रोता वर्ग ऊब जाएगा, लेकिन इसी आंकड़े को अगर बेहतर ढंग से प्रस्तुत किया जाए, तो भाषण में रोचकता बनी रहेगी। एक अच्छे वक्ता का यह प्रस्तुतिकरण कुछ इस तरह से होगा – हमारे स्वयं सेवकों ने देशभर के लगभग बारह लाख अनपढ़ पुरुषों तथा साढ़े आठ लाख स्त्रियों को पढ़ने–लिखने के काबिल बनाया है। इस

तरह के प्रस्तुतिकरण से श्रोताओं को संख्या भी याद रहेगी। बहुत ही कम मौके ऐसे आएंगे, जबकि आपके श्रोता बिलकुल सही आंकड़े जानना चाहते हैं। अतः आपको ऐसे सही आंकड़े तभी प्रस्तुत करने चाहिए, जब श्रोता ऐसा चाहता हो। यदि आप भाषण में बताई जाने वाली संख्या की तुलना किसी अन्य चीज़ से कर सको, तो यह काफी अच्छा रहेगा। यदि आप ऐसे कहते हों कि बिहार के किसी गांव के दो हजार लोग बाढ़ में बह गए तथा सारे जीव–जन्तु भी मारे गए, तो जनता पर इसका ज्यादा अच्छा प्रभाव नहीं पड़ेगा, लेकिन आप कुछ इस तरह से कहें कि कल्पना करो कि आप अपनी गाड़ी में बैठकर एक ऐसे गांव में घूम रहे हो, जिसके सारे पशु तथा मनुष्य जिंदा न बचे हों, गांव का सबकुछ पानी में बह गया हो तथा पूरा गांव एकदम खाली लग रहा हो, बिल्कुल ऐसी ही हालत है हमारे बिहार के .... गांव की? बाढ़ अपने साथ पूरे गांव को बहाकर ले गई। इस तरह से आपके भाषण में सजीवता भी आ जाएगी। श्रोताओं को लगेगा कि वे स्वयं उस गांव का निरीक्षण कर रहे हैं। आप किसी 'एयरलाइन्स' में काम कर रहे हों तथा भाषण के दौरान जनता को आंकड़े देकर बताना चाहते हों कि हमारी प्रतिदिन... उड़ानें..... देशों के लिए हैं। हम प्रति सप्ताह .... दूरी हवाई मार्ग से तय करते हैं, तो यह रोचक नहीं लगेगा, लेकिन यदि तुलनात्मक रूप से यह कहो कि हमारे द्वारा सप्ताह में तय की गई दूरी चांद तक जाकर वापस लौटने के बराबर है, तो काफी सारे लोग इसमें आनंद लेंगे और आसानी से याद रख सकते हैं।

आंखों से संपर्क

अपने विचारों को व्यक्त करते समय आप श्रोताओं के साथ आंख मिलाकर बात करें। नज़र चुराने वाला व्यक्ति चोर जैसी प्रकृति का दिखता है, अतः उसका भाषण अच्छा होते हुए भी सही प्रभाव नहीं छोड़ पाता। मैं तो कहना चाहूंगा कि यदि आप काले या किसी अन्य रंग का चश्मा पहनते हों, तो भाषण के दौरान उसे उतार दें, ताकि जनता को आपके विचार किसी निर्जीव मूर्ति से निकलते हुए न लगें। जिस तरह बाज अपनी पैनी द ष्टि से शिकार को ढूंढ़ता है, उसी प्रकार श्रोताओं से नजर मिलाकर, उनकी आंखों में देखकर आप उनकी उत्सुकता तथा भावों को समझ सकते हो। इससे उन्हें आपके विचार एक भाषण नहीं लगेंगे, बल्कि लगेगा कि आप कुछ समझा रहे हो तथा उनसे ही बात कर रहे हो। अतः वे आपके विचारों को ध्यान लगाकर सुनेंगे। हां, आप हर व्यक्ति से तो आंख नहीं मिला सकते। अतः पहले एक से, फिर

दूसरे से तथा इसी तरह किसी–न–किसी से आपकी आंखों का संपर्क बना रहना चाहिए। जब हम भाषण के दौरान श्रोताओं के आनंदित हुए चेहरों को देखते हैं, तो हमारा विश्वास भी कई गुना बढ़ जाता है। इस बढ़े हुए विश्वास के साथ आगे का भाषण दिया जाता है, तो ऐसा लगता है, मानो श्रोता उछल–उछलकर शब्दों को पकड़ रहा हो। आपने देखा होगा कि कुछ व्यक्ति जब खुले मैदान में भाषण देते हैं, तो कुछ लोग पेड़ों पर भी चढ़कर भाषण सुनते हैं। क्या आपने कभी सोचा कि वे ऐसा क्यों करते हैं? ये लोग पेड़ पर इसलिए नहीं चढ़ते कि आपके बोले हुए शब्दों को ऊंचाई पर जाकर पकड़ सकें, बल्कि इसलिए पेड़ पर चढ़ते हैं कि आपके चेहरे के हाव–भाव को नजर मिलाकर देख सकें। यदि हमारे चेहरे के भावों तथा आंखों के संपर्क का श्रोताओं पर प्रभाव न पड़ता होता, तो शायद श्रोता वक्ता की तरफ पीठ करके भी बैठ सकते थे। दरअसल हमारी आंखों में खिंचाव शक्ति होती है। अब तो विज्ञान भी आंखों की शक्ति को सिद्ध कर चुका है। आपने महसूस किया होगा कि जब हम किसी काम में व्यस्त होते हैं तथा कोई आदमी हमें किसी किनारे से भी देखता है, तो महसूस हो जाता है, क्योंकि उसकी आंखों से निकली किरणें हमारी आंखों अथवा चेहरे से टकराती हैं। सम्मोहन कला में भी आंखों की शक्ति द्वारा किसी व्यक्ति को अपने वश में किया जा सकता है, अतः जब हम श्रोताओं से आंखें मिलाकर भाषण देते हैं, तो अपने विचारों को एकदम श्रोताओं के दिमाग के भीतर डाल देते हैं।

श्रोता कहां और कैसे बैठें?

भाषण की सफलता इस बात पर भी निर्भर करती है कि आपके श्रोता मंच से कितनी दूर बैठे हैं तथा किस तरह से बैठे हैं। आपके तथा श्रोताओं के बीच कोई खंभा या कोई दूसरी रुकावट तो नहीं है जोकि आपके नेत्र संपर्क में बाधा उत्पन्न कर रही हो। यदि श्रोता बार–बार गरदन टेढ़ी करके या फिर ऊपर करके आपको देखता है, तो ज्यादा लंबे समय तक एकाग्रता नहीं बना सकता। इसलिए श्रोताओं को सुव्यवस्थित ढंग से बिठाना चाहिए। वे आराम से बैठेंगे, तभी आपके भाषण को सही ढंग से सुन तथा समझ सकेंगे। यही कारण है कि श्रोताकक्ष (आडिटोरियम) में बैठे लोग भाषण को अधिक ध्यान से सुनते हैं। क्योंकि यहां न तो बाहर की कोई आवाज उनका ध्यान भंग करती है और न ही उन्हें वक्ता को देखने के लिए गरदन आगे–पीछे या टेढ़ी करनी पड़ती है। अगर श्रोतागण खुले मैदान में नीचे बैठे होंगे, तो कुछ तो घास उखाड़ना शुरू कर देंगे तथा कुछ तिनके आदि उठाकर उससे खेलना

शुरू कर देंगे। भाषण देते समय आप यह भी ध्यान रखें कि श्रोता मंच से ज्यादा दूर न रहें, ताकि आपके विचारों को सही ढंग से सुन सकें।

सामने से संबोधित करें

हमेशा ध्यान रखें कि भाषण के दौरान श्रोताओं का मुंह दाएं–बाएं न होकर आपकी तरफ रहे। पार्टियों आदि में ऐसा हो सकता है। ऐसे में कुछ लोग टेबल पर ड्रिंक्स लेते रहते हैं तथा कभी–कभी गरदन घुमाकर वक्ता की तरफ देखते हैं। बार–बार गरदन घुमाने से श्रोता को तो तकलीफ होती ही है, वक्ता भी अपने विचारों को उचित ढंग से प्रस्तुत नहीं कर पाता। अतः ऐसे अवसरों पर आप भाषण प्रारम्भ होने से पहले ही श्रोताओं को बता दें कि सभी अपना मुंह कृपया मंच की तरफ कर लें। श्रोताओं को अपनी कुर्सियां आपकी तरफ घुमाने के लिए बोलिए तथा इसके लिए उन्हें कुछ समय भी दीजिए। जब अधिकांश चेहरे आपकी तरफ हो जाएं, तो पहले उनका धन्यवाद करें और फिर भाषण प्रारम्भ कर दें। एक बात हमेशा दिमाग में रखें कि यदि आपके श्रोता आरामदायक स्थिति में नहीं हैं, तो आपका भाषण ज्यादा सफल नहीं हो सकता।

श्रोता केवल मंच के सामने हों

भाषण के दौरान यदि आपके श्रोता बिखरे हुए हैं, तो आप सही भाषण नहीं दे पाओगे। मंच के दाईं तथा बाईं तरफ श्रोता रहेंगे, तो आपको कभी दाएं तथा कभी बाएं देखना पड़ेगा। जब भी आप एक तरफ देखेंगे, तो दूसरी तरफ के श्रोता आपकी पीठ को देखेंगे तथा ऊब जाएंगे, अतः भाषण प्रारम्भ होने से पहले अपने श्रोताओं को मंच के सामने आने का आग्रह करें। श्रोता सामने रहेंगे, तो न तो आपको अधिक गरदन घुमाना पड़ेगा और न ही श्रोता आपकी पीठ को देखकर निराश होंगे। मंच के पीछे भी कोई श्रोता नहीं होना चाहिए, लेकिन अगर आगे जगह ही नहीं है तथा आपके दाएं–बाएं भी श्रोता हैं, तो परिस्थितियों से समझौता करने की कोशिश करें। ऐसी स्थिति में दाएं, बाएं तथा सामने सभी तरफ थोड़ी–थोड़ी देर देखते हुए भाषण देते रहें। यदि आप एक ही तरफ मुंह करके भाषण देते रहेंगे, तो आधे श्रोता तो आपको ध्यान से सुनेंगे, लेकिन बाकी के आधे श्रोता पीठ की तरफ से आपकी कमीज, पैंट, बेल्ट तथा सिर के बालों को देखते रहेंगे। अतः कोशिश यही करें कि अधिकांश श्रोताओं के साथ आपकी आंखों का संपर्क बना रहे।

हर एक को संबोधित करें

जब आप भाषण देने के लिए मंच पर जाते हो, तो आपको एक बात याद रखनी चाहिए कि हर वक्ता से अकेले–अकेले बात करोगे। चाहे कितने ही वक्ता क्यों न हों, कुछ–कुछ क्षणों के लिए नजरें मिलाकर श्रोताओं को भाषण दें। आपके दिमाग में यह विचार कभी नहीं आना चाहिए कि एक भीड़ को संबोधित कर रहे हो, बल्कि बूढ़ों, बच्चों, युवकों, महिलाओं सबको अलग–अलग संबोधित करना है। इससे आपको प्रत्येक व्यक्ति की भावनाओं तथा उत्सुकताओं का पता चलेगा। अगर आप सारी भीड़ को एक साथ संबोधित करते हो, तो जनता को इसका आभास हो जाएगा। इससे आपके भाषण में उनकी दिलचस्पी काफी कम हो जाएगी। मैं यह समझता हूं कि पूरी भीड़ के साथ एक साथ बात करना आंख बंद करके शिकार खेलने जैसा है। यदि आप एक–एक श्रोता को संबोधित करते हो, तो प्रत्येक श्रोता आपकी बातों को ध्यान से सुनता है। वह भावों को अपने चेहरे पर लाता है तथा सिर हिलाकर समझने का इशारा भी करता है। जब एक वक्ता ऐसे देखता है, तो उसका विश्वास तथा जोश कई गुना बढ़ जाता है। भाषण प्रस्तुत करने से पहले आप निम्नलिखित बातों का विशेष ध्यान रखें —

1. भाषण में रोचकता बनाए रखें।
2. संभव हो तो अच्छे 'शेर' या 'कविता' का प्रयोग भी करें।
3. ऐतिहासिक तथ्य पेश करें।
4. विषय पर खोज करें।
5. श्रोताओं को अपने भाषण में शामिल करें।
6. अपनी बातों को प्रमाणित करने के लिए उदाहरण दें।
7. भाषण में प्रसंगों को शामिल किया जा सकता है।

8. आंकड़ों को तुलनात्मक एवं रोचक ढंग से पेश करें।

9. अपने विषय पर संपूर्ण ज्ञान अर्जित करें।

10. स्वयं से पूछें कि मैं श्रोताओं को क्या दे सकता हूं?

11. भाषण का अच्छी तरह से अभ्यास करें?

12. श्रोताओं से छोटे–छोटे प्रश्न पूछें, जिनके उत्तर वे हां में देकर स्वयं को भाषण में शामिल कर सकें।

13. अपने श्रोताओं के विषय में पूर्ण ज्ञान अर्जित करें।

14. भाषण के मुख्य भाग, प्रारम्भ तथा अंत पर विशेष ध्यान दें।

मैं यह चाहता हूं कि पहले आप इन बातों को ध्यान से पढ़ें। इनका ध्यान रखते हुए किसी एक विषय पर भाषण तैयार करें तथा उसे अपने मित्रों के सामने प्रस्तुत करके उसका पूर्वाभ्यास कर लें।

भाषण कैसा हो?

एक सफल वक्ता बनने के लिए आपको सफलता का द ढ़ संकल्प करना होगा। आपने द ढ़ संकल्प कर लिया, तो निश्चय ही कामयाबियां आपके साथ होंगी। यदि आपने अपनी भीतरी शक्तियों को पहचान कर उन्हें जाग्रत कर लिया है, तो कोई भी चीज आपके मार्ग में बाधा नहीं बन सकती। सकती। एक अच्छा वक्ता बनने के लिए हमें अपने ज्ञान में निरंतर वृद्धि करते रहना चाहिए। कुएं के मेढक की तरह सोच का दायरा सीमित नहीं कीजिए, बल्कि नई–नई खोज करते रहना चाहिए। वास्को–द–गामा जब तक भारत नहीं पहुंचा था, तब तक वहां के लोगों को यह मालूम नहीं था कि दुनिया और भी है। इसी प्रकार जब तक आपके ज्ञान का वास्को–द–गामा आपके अन्तःकरण के भारत तक नहीं पहुंचेगा, तब तक आपको इस बात का एहसास नहीं होगा कि 'दुनिया और भी है'। आपके अंदर ज्ञान प्राप्ति की भूख होनी चाहिए। दिन–रात परिश्रम करके आपको अपने विषय पर ज्ञान अर्जित करना चाहिए, लेकिन एक सफल वक्ता बनने के लिए केवल ज्ञान ही काफी नहीं है। इसके लिए संचित ज्ञान को प्रस्तुत करने का ढंग तथा उसकी तकनीक भी मालूम होना चाहिए।

उचित तकनीकों का प्रयोग करें

'उचित तकनीकों का प्रयोग करें' इस विषय पर मुझे लिखने का बहुत शौक था। कई विषयों पर मैंने बहुत कुछ लिखा, फिर मन में ख्याल आया कि अपने लिखे विचारों को प्रकाशित भी करवाना चाहिए। इस ख्याल से मैंने अपना एक लेख एक दैनिक पत्र को प्रकाशन हेतु भेज दिया, लेकिन बहुत निराशा हुई जब वह बिना छपे वापस आ गया। मैंने हिम्मत नहीं हारी। मैं पत्रकारिता के क्षेत्र में ज्ञान प्राप्ति के लिए घुस गया। सारी तकनीकों

क I

पता लगाया। इसके उपरान्त जब मैंने 1200 शब्दों का एक लेख भेजा, तो एक मशहूर दैनिक पत्र ने उसे मेरे चित्र के साथ मुखपृष्ठ पर प्रकाशित किया। इस तरह जब तक मेरा पहला लेख प्रकाशित नहीं हो गया, मैं कभी चैन की नींद नहीं सोया। यदि आप भी एक सफल वक्ता बनने का निर्णय कर लो, तो आपको सफल होने से कोई नहीं रोक सकता। इसके लिए जरूरी है कि आपको भाषण कला की सारी तकनीकों का ज्ञान हो। मैंने कुछ वक्ताओं को देखा है कि वे अपने संचित ज्ञान को जनता के साथ बांटना चाहते हैं। इन लोगों की सबसे बड़ी गलती यह है कि अपने भाषण में स्वयं को शामिल नहीं करते। अगर वह ऐसा कर लें, तो उसमें सजीवता आ जाएगी। आप अपने अनुभवों को जब जनता के सामने पेश करेंगे, तो आपका अंदाज विश्वास से भरा होगा और भाषण में जादुई आकर्षण आ जाएगा। अपने तैयार भाषण को आप मुख्य रूप से तीन चरणों में बांट सकते हो :

1. उचित विषय का चयन, 2. चयनित विषय पर ज्ञान की खोज, 3. तैयार भाषण का प्रस्तुतिकरण।

इस तरह आपको एक सही भाषण के बारे में बताने के लिए हमें सभी क्षेत्रों को छूना पड़ेगा।

विषय को सीमाओं में बांधें

भाषण के लिए आपको बहुत सोच समझकर अपने विषय का चयन करना है। इसके बाद आप अपने विषय के क्षेत्र को निश्चित कर लें। इसमें आप कौन–कौन से क्षेत्रों को छू सकते हैं या छूना चाहते हैं, उन तक ही सीमित रहें, क्योंकि यदि आप अपने विषय क्षेत्र से बाहर जाने की कोशिश करेंगे, तो हो सकता है श्रोता बर्दाश्त न कर सके। भाषण में एक छोटी–सी गलती भी आपकी असफलता का कारण बन सकती है। अतः सीमाओं का उल्लंघन करके विषय की रोचकता को आघात न पहुंचाएं। यदि पहाड़ी पर्यटन स्थल मनाली के बारे में किसी पर्यटन संस्था की तरफ से भाषण देते हो, तो क्या बोलेंगे? एक बार मैंने दो अलग–अलग वक्ताओं को इस विषय पर बोलने के लिए कहा, तो उनमें से एक का प्रस्तुतिकरण कुछ इस तरह से था, ''मनाली ..... हजार फीट की ऊंचाई पर बसा हिमाचल प्रदेश का एक शहर है। यहां पहाड़ी भाषा बोली जाती है। लोग सीधे–साधे तथा ईमानदार हैं। सड़कें घुमावदार और बस अड्डा काफी बड़ा है।'' लेकिन ये

सब बातें विषय को नीरस बना रही हैं। कोई भी श्रोता इस तरह की बातें सुनकर ऊब जाएगा, क्योंकि सभी शहरों में सड़कें होती हैं। लोग वहीं की भाषा बोलते हैं। इसमें कोई ऐसी बात नहीं है, जिसे श्रोता वर्ग ध्यान लगाकर सुने। दूसरे वक्ता को जब इसी विषय पर बोलने के लिए कहा गया, तो उसने इसे अलग अंदाज में पेश किया– "प थ्वीलोक के पहले मनुष्य मनु का घर 'मनु आलय' यानी मनाली को कौन नहीं जानता। बर्फ का मुकुट लगाए यह शहर हर वर्ष हजारों सैलानियों को अपनी खूबसूरती से आकर्षित करता है। देवदार के लंबे–लंबे पेड़ों और ऐडम्स फ्रूट कहलाने वाले सेबों की इस घाटी में विश्व–भर के लोग स्कीइंग तथा पैराग्लाइडिंग का आनन्द लेने के लिए आते हैं।" दोनों ही लोग मनाली के बारे में बोल रहे हैं, लेकिन दूसरे वक्ता ने विषय को इतना रोचक बना दिया कि श्रोता उसके मुंह से निकले एक–एक शब्द को पकड़ने के लिए उतावले हैं।

यह तो केवल एक उदाहरण था। मैंने ऐसे सैकड़ों भाषण सुने हैं, जिनमें वक्ता एक ही विषय पर बहुत सारी नीरस सामग्री पेश करता रहता है। इसे कुछ समय तक तो श्रोता ध्यान से सुनते हैं, लेकिन बाद में बहुत सारे श्रोता सिर खुजलाने लगते हैं तथा कुछ सो जाते हैं। आपका विषय चाहे कोई हो, क्षेत्र को सीमित रखते हुए रोचक तथा महत्त्वपूर्ण जानकारी श्रोताओं तक पहुंचानी है। भाषण के लिए हर वक्ता का समय निर्धारित होता है। आपको समय सीमा में रहते हुए विषय को पूरा करना है। अगर आपका भाषण चार या पांच मिनट का है, तो विषय के केवल एक दो मुख्य भागों की ही व्याख्या कर सकते हैं, लेकिन आधे घंटे का समय है, तो चार या पांच भागों की व्याख्या की जा सकती है।

विषय की गहराई तक जाएं

बहुत सारे वक्ता विषय की गहराई तक न जाकर उसे केवल ऊपर–ऊपर से छूकर छोड़ देते हैं। हालांकि यह काफी आसान तरीका है, लेकिन जब आप ऐसा तरीका ढूंढ़ते हैं, तो या तो श्रोताओं पर आपके भाषण का बहुत कम प्रभाव पड़ता है या फिर कई बार बिलकुल नहीं पड़ता। इससे आपके तथा श्रोताओं के वक्त की बरबादी तो होती ही है, श्रोताओं पर भी अच्छा प्रभाव भी नहीं पड़ता। इसलिए जब आप समय सीमा के भीतर अपने विषय को समेट लेते हैं, तो निर्धारित विचारों तथा तथ्यों की गहराई तक खोज करें। आपके पास पांच मिनट का ही समय है, तो विषय संबंधी इतना ज्ञान

होना चाहिए कि जरूरत पड़ने पर आधे घंटे तक भाषण दे सकें। भाषण तैयार करते समय स्वयं से प्रश्न करें कि इसमें जनता के लिए कौन–कौन सी बातें नई जानकारीपूर्ण तथा रोचक हैं? अपने विषय संबंधी मेरे पास क्या–क्या प्रमाण हैं? कौन–कौन से उदाहरणों को मैं भाषण में शामिल कर सकता हूं तथा मेरे भाषण का मुख्य उद्देश्य क्या है? जब आपके पास विषय का पूरा ज्ञान होगा तथा आपके भीतर से प्रश्नों के उत्तर आएंगे, तो ये आपको काफी उत्साह देंगे। श्रोता वर्ग भी इन विचारों को ध्यान लगाकर सुनेगा। मैं तो यह मानता हूं कि अगर हमें मंच पर केवल दस वाक्यों का भाषण देना है, तो हमारे पास कम–से–कम सौ वाक्य होना चाहिए। इनमें से नब्बे को अलग करके जब हम बेहतरीन दस वाक्यों को प्रस्तुत करेंगे, तो निश्चित ही श्रोता इतने ध्यान से सुनेगा कि अपने अधखुले मुंह को बंद करना भी भूल जाएगा।

स्वयं को ज्ञान का भंडार बनाएं

मैं जब कभी भी भाषण देता हूं, तो मेरे पास अपने विषय पर कम–से–कम दस गुना अधिक जानकारी होती है। ठीक ऐसा ही मानना है मेरे एक मित्र का, जो आकाशवाणी में पहले वक्ता था तथा अब कार्यक्रम निष्पादक है। उसका कहना है कि जिन वाक्यों का हम उच्चारण करने जा रहे हैं, उनसे दस गुना से भी अधिक ज्ञान तथा जानकारी हमारे पास मौजूद होना चाहिए, ताकि आवश्यकता पड़ने पर यह हमारी मदद कर सके। यह भी हो सकता है कि आपके किसी श्रोता को इस विषय का पहले से ही कुछ ज्ञान हो। ऐसा श्रोता अपने संदेह दूर करने के लिए आपके भाषण के दौरान आपसे कुछ प्रश्न पूछ सकता है। ऐसे हर प्रश्न का उत्तर देने के लिए आपको तैयार रहना है। यदि हमारे पास पर्याप्त ज्ञान नहीं है, तो श्रोता को संतुष्ट नहीं कर सकते। ऐसे में वह हमें अज्ञानी तथा मूर्ख समझेगा, लेकिन हमारे पास पर्याप्त ज्ञान है और उचित उत्तर देकर संतुष्ट कर देते हैं, तो सभी आपको पहले से अधिक ध्यान से सुनेंगे। सही उत्तर देने के बाद आपकी आंखों में भी विश्वास की चमक आ जाएगी तथा आपकी आवाज भी आकर्षक एवं प्रभावशाली अंदाज में निकलेगी।

विषय से संबंधित लोगों से मिलें

बहुत पहले की बात है, मुझे भूतपूर्व सैनिकों द्वारा आयोजित एक सभा में

भाषण देना था। मेरा विषय था 'स्वतंत्र भारत का गुलाम जवान'। विषय जितना दिलचस्प था, उतना कठिन भी। मैंने अपने एक मित्र को साथ में लिया तथा कुछ सैनिकों से मिला। मेरे हाथ में एक डायरी थी, जो लगातार भरती जा रही थी। मैंने पहले तीनों सेनाओं के जवानों से बातचीत की, फिर अफसरान से पूछताछ की। सेना के असैनिक कर्मियों, जवानों की पत्नियों तथा मां–बाप से भी बातचीत की। सेनाओं में मानवाधिकारों की रक्षा तथा अन्य कई विषयों पर भी मैंने बहुत सारी किताबें पढ़ी। मैं सेना विशेषज्ञों से भी मिला। इस दौरान मेरी दो डायरियां पूरी तरह से भर चुकी थीं। मैंने बहुत सारे आंकड़े भी इकट्ठा किए, जिनसे पता चला कि सेना से काफी लोग भागे हैं। कुछ ने शांतिकाल में अस्पतालों में ही दम तोड़ दिया है। इस सारे विषय का मंथन करने के बाद मैंने आधे घंटे का भाषण तैयार किया। इसमें मैंने सेना द्वारा जीती हुई लड़ाइयों तथा भविष्य के युद्धों के बारे में जानकारी को भी शामिल किया। श्रोताओं ने भाषण को इतने ध्यान से सुना कि अपने जरूरी कार्यों को भी भूलकर वहीं बैठे रहे। बहुत सारे भूतपूर्व सैनिकों को भी ऐसी बातें मालूम नहीं थीं, जो मैंने अपने भाषण में शामिल कर रखी थीं। इस भाषण को सुनने के लिए आए लोग तथा प्रेस प्रतिनिधि इतने प्रभावित हुए कि उन्होंने मुझे ख्याति के शिखर पर पहुंचा दिया।

आपात् स्थिति के लिए तैयार रहें

मेरा एक मित्र मुम्बई के एक मशहूर अस्पताल में चिकित्सक है। उसने एक बार मुझसे कहा कि पेट से नस की गांठ को कैसे निकालते हैं, यह मैं तुम्हें दस मिनट में सिखा सकता हूं, लेकिन जब कोई दुर्घटना घट जाती है, उस समय क्या करना चाहिए, यह समझाने में मुझे वर्षों लग जाएंगे। मैं मानता हूं कि ठीक ऐसा ही भाषण के क्षेत्र में भी है। हमें अपने भाषण के दौरान हर आपात् स्थिति का मुकाबला करने के लिए तैयार रहना है। हो सकता है कि जो बातें हम बोलने जा रहे हैं, ठीक वही हमसे पहले वाला वक्ता मंच पर बोल कर चला जाए। ऐसी स्थिति में हमें तुरन्त अपने भाषण में बदलाव लाना है, ताकि जनता की रुचि बनी रहे, लेकिन ऐसा तभी हो सकता है, जब संबंधित विषय पर हमारे पास पर्याप्त ज्ञान मौजूद है। यदि सही वक्त पर अपने विषय का चयन कर लें, तो आप संचित ज्ञान की शक्ति को प्राप्त कर

सकते हैं।

विषय पर नई खोज करें

अगर आप उचित समय पर विषय का चयन करते हैं, तो आपको तैयारी के लिए काफी समय मिल जाएगा। आप उठते-बैठते, चलते-फिरते, बस का इन्तजार करते वक्त अपने विषय पर सोच सकते हैं। ऐसे समय में यदि बहुत ही बढ़िया विचार आपके दिमाग में आता है, तो उसे तुरन्त किसी कागज पर लिख डालें, क्योंकि कुछ बातें हमारी याददाश्त में केवल थोड़े ही समय के लिए रहती हैं। काफी पहले की बात है, मेरा एक दोस्त था, जो बहुत अच्छा कलाकार तथा बहुत अच्छी पेंटिंग्स बनाता था। उसको सपने में एक अजीब-सा चित्र दिखाई देता था, जिसे आंख खुलने पर भूल जाता था। उसने इस चित्र को बनाने की बहुत कोशिश की, लेकिन कामयाब नहीं हुआ। उसे दिखाई देने वाला चित्र कुछ डरावना था, जिससे वह डर जाता था। एक रात उसने एकदम पतली बेंच पर सोने का निश्चय किया। जैसे ही उसे सपने में चित्र नजर आया, वह डरने से हिला तथा बेंच से नीचे गिर गया। अब चित्र उसे काफी याद था। उसने आसपास पेन-पेंसिल खोजी, लेकिन कुछ नहीं मिला। अन्त में एक कागज के ऊपर कार्बन रखकर नाखून से ही अपने सपने को चित्रित कर दिया। यह बहुत ही अजीब चित्र था, जिसे बिना ब्रश या पेंसिल के बनाया गया था। इसके साथ ही उसने नाखून से पेंटिंग बनाने की एक नई तकनीक भी खोज निकाली थी। उसे इस पेंटिंग से काफी ख्याति मिली और वह एक मशहूर पेन्टर बन गया।

हर आदमी का सोचने का अलग अंदाज होता है। हमारी सोच कभी एक-दूसरे से नहीं मिलती। अतः हम भी अपने विषय पर सोचकर नई-नई तकनीकों की खोज करके एक महान् वक्ता बन सकते हैं। आप स्वयं अनुभव करेंगे कि जब कार चलाते वक्त, बस का इन्तजार करते वक्त, अखबार पढ़ते वक्त या फिर गली में घुसते हुए अपने विषय के बारे में सोचेंगे, तो दिमाग में इतने बढ़िया तथा रोचक विचार आएंगे कि स्वयं हैरान हो जाएंगे। अगर आप कुर्सी-मेज लगाकर एक ही दिन में अपना विषय तैयार करना चाहते हैं, तो ऐसे विचारों का जन्म हो ही नहीं सकता। इसके लिए आपको पूरी तरह विषय में डूब जाना पड़ेगा।

जब आप इस प्रक्रिया में लग जाएं, तो आपको इन नए-नए विचारों को लिखते रहना चाहिए। भाषण में सजीव उदाहरणों को भी डालने का प्रयास करें। आप अपने अनुभवों को या जिंदगी में घटी किसी घटना के बारे

में भी बताना चाहते हैं, तो यह भी काफी अच्छा रहेगा कि आप सारे विचारों को इकट्ठा करके भाषण का रूप दे सकते हैं, लेकिन इसे इसी तरह से याद नहीं करना है, क्योंकि लिखने की भाषा तथा बोलने की भाषा में काफी अंतर होता है। बहुत सारे शब्द ऐसे होते हैं, जो लिखित रूप में तो प्रभावशाली लगते हैं, लेकिन बोलते वक्त उनका नर्म, प्राकृतिक तथा प्रभावशाली उच्चारण न होने के कारण बात बनने की बजाय बिगड़ भी सकती है।

मौखिक एवं लिखित भाषण में अंतर

आपको अपने लिखित भाषण को इस तरह बनाना है कि मंच पर जाकर शब्दों का सही उच्चारण कर सकें। मैं तो आपको केवल विचारों तथा तथ्यों को याद रखने के लिए कहूंगा, क्योंकि अगर लिखित भाषण को याद करके जनता के सामने पेश करोगे, तो इसमें न तो भाषा प्रवाह आकर्षक होगा और न ही भाषण प्रभावशाली होगा। इस तरह के भाषण से न तो श्रोताओं का मनोरंजन कर सकते हैं और न ही उन पर कोई खास प्रभाव छोड़ सकते हैं। एक बार एक मशहूर वक्ता से जब यह पूछा गया कि क्या तुम अपने भाषण को लिखकर याद करते हो? तो उसने कहा कि मैं केवल अपने विचारों को लिखता हूं, लेकिन उन्हें पेन लेकर कागज पर नहीं, बल्कि श्रोताओं के दिमाग में लिखता हूं, उनकी भावनाओं पर लिखता हूं, उनके दिल पर लिखता हूं, अतः कागज का टुकड़ा मेरे तथा उन श्रोताओं के बीच रुकावट नहीं बन सकता, जिन्हें मैं अपने भाषण से प्रभावित करना चाहता हूं। आपका उद्देश्य भाषण लिखना नहीं, बल्कि भाषण देना होना चाहिए। आपके साथ ऐसा भी हो सकता है कि आप तीन महीने पहले लिखे हुए भाषण को याद करके जाओ तथा मंच पर जाकर आपको पता चले कि परिस्थितियां काफी बदल चुकी हैं। ऐसे समय में यदि आप परिस्थितियों के अनुसार भाषण नहीं दे पाते, तो मंच छोड़कर भागने के सिवा कोई रास्ता नहीं बचेगा। आपको यह भी मालूम होना चाहिए कि जनता अच्छाई को तो जल्दी भूल जाती है, लेकिन गलतियों को हमेशा याद रखती है। यदि मंच पर जाकर आपसे कोई गलती हो जाती है, तो उसका तुरन्त सुधार करें। मैंने देखा है कि कुछ लोग भाषण दूसरों से लिखवाकर ले जाते हैं। ऐसे भाषण का श्रोताओं पर अच्छा प्रभाव नहीं पड़ता, क्योंकि किसी और को आपकी विचारधारा तथा आपके सोचने के ढंग का तो मालूम नहीं है, अतः किसी और का आपके लिए भाषण लिखना भी बिलकुल वैसा ही होगा, जैसा कि आपको भूख लगने पर दूसरे को

खाना–खाने के लिए बोलना। जनता एक वक्ता के विचारों को सुनने के लिए एकत्रित होती है। आपको भी उनके समक्ष अपने वास्तविक विचार, अपनी सोच जीवंत तथा रोचक उदाहरणों के साथ पेश करना है।

भाषण को रटने का प्रयास न करें

अपने स्कूल के दिनों में एक बार मुझे 'छोटा परिवार–सुखी परिवार' विषय के पक्ष में भाषण देने के लिए कहा गया। मैंने अच्छी–अच्छी किताबें पढ़ी तथा एक अच्छा भाषण तैयार किया। पूरे भाषण को मैंने पढ़–पढ़कर याद कर लिया। मंच पर जाने से पहले मुझे काफी घबराहट हो रही थी। काफी हिम्मत करके मंच पर पहुंचा। जैसे ही मैंने माइक्रोफोन के सामने खड़े होकर सैकड़ों लोगों को सामने बैठे देखा, तो सब कुछ भूल गया। मुझे एक भी शब्द याद नहीं आ रहा था। बड़ी मुश्किल से पांच–सात पंक्तियां बोल पाया। मेरा दिमाग बिलकुल कोरे कागज की तरह साफ हो गया। धन्यवाद बोलकर मंच छोड़ने के सिवा मेरे पास और कोई चारा नहीं था। यह झटका लगने के बाद मुझे पता चला कि भाषण को याद करने का कोई फायदा नहीं होता।

अपने भाषण में हमें अच्छे उदाहरणों को शामिल करना चाहिए, क्योंकि इन्हें श्रोता काफी लंबे समय तक याद रख सकता है। प्रसंगों को शामिल करके भाषण को उसके साथ जोड़ना भी एक अच्छी कला है। मैं समझता हूं कि उचित उदाहरण श्रोताओं को विषय समझाने का सरल तथा सर्वोत्तम तरीका है। मैं भी अपने भाषणों में अकसर उदाहरण देकर ही विषय को प्रस्तुत करता हूं।

रोचकता बनाए रखें

बहुत सारे वक्ता अपने विषय संबंधी ज्ञान को सीधे–सीधे जनता के सामने पेश करने लगते हैं। कोई भी श्रोता नीरस भाषण सुनना पसंद नहीं करता। यदि आप श्रोता बनकर बैठें, तो आपको भी नीरस भाषण अच्छा नहीं लगेगा। अतः अगर हम भाषण के दौरान श्रोताओं को थोड़ा–बहुत मनोरंजन करने में असमर्थ रहते हैं, तो हमारे भाषण को श्रोता पसंद नहीं करेंगे। ऐसा होने पर बहुत सारे वक्ता या तो सो जाएंगे या फिर इधर–उधर देखने लगेंगे। आपने अनुभव किया होगा कि जब हम किसी को अपने पड़ोसी या पड़ोसिन के बारे में बताते हैं या फिर ऐसी अन्य गपशप मारते हैं, तो लोग बड़े ध्यान से सुनते हैं। अगर हम इसी तरह की गपशप को अपने भाषण में शामिल कर लें, तो

श्रोताओं का ध्यान आकर्षित कर सकते हैं। अगर हमें 'एक सफल वक्ता' विषय पर भाषण देना है, तो दो आदमियों की तुलनात्मक कहानी बता सकते हैं कि किस तरह की तकनीकों का प्रयोग करके एक व्यक्ति सफल वक्ता बन गया तथा दूसरे ने असफलता के कारण यह क्षेत्र ही छोड़ दिया। मैं विश्वास के साथ कह सकता हूं कि इस तरह के उदाहरणों वाले भाषण को श्रोता बड़े ध्यान से सुनता है तथा वह ऊबता भी नहीं है।

वास्तविक घटनाओं को शामिल करें

आपके भाषण को हर श्रोता ध्यान से सुनेगा यदि इसमें कुछ दिलचस्प बातें, घटनाएं, प्रसंग या छोटी–छोटी रोचक कहानियां होंगी। अच्छे वक्ता को चाहिए कि वह एक–एक बात को साबित करने की कोशिश करे। हमारे दैनिक जीवन की सैकड़ों घटनाएं इसके लिए प्रयोग में लाई जा सकती हैं। अगर भाषण को आगे बढ़ाने के लिए इस तकनीक का प्रयोग किया जाए, तो आपके द्वारा दिया गया बड़े–से–बड़ा भाषण भी श्रोताओं को छोटा लगेगा।

स्वयं को भाषण में सम्मिलित करें

भाषण को रोचक बनाने का सबसे अच्छा तरीका है कि स्वयं को तथा जीवन की घटनाओं को उसमें शामिल करें। हमारा भाषण केवल उपदेश न लगकर एक रोचक वार्त्ता जैसा लगना चाहिए। कुछ लोग अपने अनुभव बताने से शर्माते हैं, लेकिन मैं समझता हूं कि भाषण को रोचक बनाने का यही काफी अच्छा तरीका है, क्योंकि जो कुछ आपके साथ घटा है, वह न तो किसी और के साथ घटा है और न ही किसी किताब में लिखा है। यह भाषण को बेहतर बनाने की सीढ़ी है। श्रोता केवल उस वक्ता को नहीं सुनना चाहते, जो अपने बारे में वास्तविकता न बताकर बढ़ा–चढ़ाकर बोलता है। घमंडी वक्ता केवल श्रोताओं का समय ही बर्बाद करता है, जबकि जीवन की वास्तविक घटनाओं को बताने वाले वक्ता को सभी पसंद करते हैं।

भाषण को जानकारियों से भरें

भाषण में कहानियों, चुटकुलों, प्रसंगों के साथ–साथ आपको अपने विषय संबंधी पूरी जानकारी भी श्रोताओं तक पहुंचानी है, क्योंकि आपका मकसद केवल श्रोताओं का मनोरंजन करना न होकर उन्हें शिक्षित करना, कुछ बताना है। इसके लिए मैं आपको बहुत ही महत्त्वपूर्ण छः लकारों का नियम बताने जा रहा हूं, जिसे मैंने पत्रकारिता के कोर्स के दौरान पढ़ा था। यह नियम

दरअसल रुडयार्ड किपलिंग ने बनाया था। इसमें 'घटना' के बारे में कुछ इस प्रकार से वर्णन है :

1. कहां हुई, किस स्थान पर हुई?

2. कब हुई, किस समय हुई?

3. क्या हुआ, क्या घटना घटी?

4. किसने घटना घटित की, किसके साथ घटी?

5. घटना क्यों घटी, अर्थात घटना के क्या कारण थे?

6. कैसे घटना घटी?

अगर आप भाषण में इस महत्त्वपूर्ण फार्मूले का प्रयोग करेंगे, तो आपके उदाहरणों में एक सजीव रंगत आ जाएगी।

तैयारी कब शुरू करें

भाषण के लिए विषय अकसर एक या दो महीने पहले मिल जाता है। जब भी आपको विषय मिले, उस पर खोजबीन शुरू कर देना चाहिए। जैसे ही आपको विषय मिलेगा, आपके भीतर एक जोश होगा। बेहतर होगा कि इसी जोश में भाषण की तैयारी आरम्भ कर दें। इस दौर में विचारों को काफी तीव्र गति से एकत्रित कर सकेंगे। अतः कभी ऐसा न सोचें कि विषय आसान है तथा आखिरी पंद्रह दिनों में तैयार हो जाएगा। जब भी आपको भाषण के विषय के संबंध में कोई जानकारी मिले, तो महत्त्वपूर्ण बातों का पता लगाकर लिख लेना चाहिए। ये बातें भाषण में आपकी सफलता सुनिश्चित करने में मददगार साबित होंगी। आपके अपने भाषण संबंधी हर बातें–कब, कहां, क्यों तथा कौन का ज्ञान होना चाहिए।

आपको आयोजक से विषय का पता लगते ही ये बातें पूछ लेनी चाहिए कि :

1. मैं किस विषय पर बोलूंगा तथा मेरे श्रोता कौन होंगे?

2. आपका श्रोता किस तरह की जानकारी ज्यादा पसंद करेगा?

3. श्रोता महिला वर्ग से है, पुरुष वर्ग से, या फिर दोनों से?

4. श्रोता व्यापारी वर्ग से है, विद्यार्थी वर्ग से या फिर सभी से?

5. क्या आपसे पहले भी इस विषय पर कोई बोला है?

6. क्या पिछले वर्ष भी इस विषय पर किसी ने भाषण दिया था?

यदि हां, तो श्रोताओं को इसमें कौन–कौन सी बातें पसंद आईं थीं? जब आपको इन सब बातों का जवाब मिल जाए, तो उसे लिख लें। इसके बाद अपने भाषण की एक फाइल बना लें। जब कभी भी आपको चलते–फिरते, उठते–बैठते इस विषय पर कुछ याद आए, आप उसे लिखें और अपनी फाइल में डाल लें। तरह–तरह के विचार तथा नई–नई बातें आपके दिमाग में आएंगी, फिर जब आप भाषण से दस–पंद्रह दिन पहले फाइल खोलेंगे, तो आपके पास विषय संबंधी ढेर सारी जानकारी होंगी। अब आप इसमें से रोचक तथा महत्त्वपूर्ण बातों का चयन करके उन्हें क्रमबद्ध कर लें। इस तरह आसानी से आप एक बेहतरीन भाषण तैयार कर सकते हैं।

भाषण की मुख्य बातें

भाषण देना एक कला है। मैंने बहुत सारे ऐसे वक्ताओं को देखा है, जो मंच पर बोलने का मौका ढूंढ़ते रहते हैं। ऐसे लोगों का न तो कोई उद्देश्य होता है और न ही वे अपनी बात जनता को समझा पाते हैं। ऐसे वक्ताओं का कोई निर्धारित विषय भी नहीं होता। वे किसी एक बात से शुरू हो जाएंगे और फिर कब, कहां, कौन से विषय में घुस जाएंगे, यह अंदाजा लगाना संभव नहीं है। मैंने कुछ ऐसे वक्ताओं को भी देखा है, जो मंच पर आने के लिए शराब का सहारा लेते हैं। उनका कहना है कि इससे झिझक और घबराहट दूर होकर आत्मविश्वास आ जाता है और यह एक गलत तरीका है, जिससे न तो वक्ता अपने उद्देश्य में सफल होता है और न ही श्रोता संतुष्ट। इस तरह का भाषण आंखें बंद करके घास काटने जैसा है।

एक अच्छे वक्ता को चाहिए कि वह अच्छे विषय का चयन करे। उसे विषय को कुछ मुख्य चरणों में बांट लेना चाहिए। उसके बाद आपको हर चरण को भाषण के अलग भाग के रूप में इस्तेमाल करना है। हर भाग एक–दूसरे से हटकर तथा अपने आप में पूर्ण होना चाहिए। परिचय, शुरुआत, चरम तथा एक अच्छा एवं रोचक भाषण के मुख्य भाग होते हैं। इन भागों को चार खाली डिब्बों की तरह समझना है। चारों डिब्बों को आपको रोचक, महत्त्वपूर्ण तथा ज्ञानवर्धक जानकारी से भरना है। जिस तरह किसी डिब्बे के आकार को तुरन्त नहीं बदला जा सकता, उसी प्रकार भाषण के आकार को भी तुरन्त घटाना–बढ़ाना नहीं चाहिए। अतः प्रत्येक भाग के लिए समय सीमा निर्धारित कर लें, ताकि इसे बराबर तथा बेहतर ढंग से श्रोताओं की इच्छानुसार प्रस्तुत कर सकें। अगर आपके श्रोता चाहते हैं कि उस भाग पर अधिक समय लगाकर अधिक जानकारी दें, तो उनकी पसंद को ध्यान में रखकर कुछ बदलाव ला सकते हैं। भाषण प्रारम्भ करने से पहले आपको

ज्ञान होना चाहिए कि श्रोता आपसे क्या चाहते हैं, अर्थात उनकी पसंद क्या है? जब आपको पसंद का पता चल जाए, तो अपने विचारों तथा ज्ञान से उनकी चाहत को पूरा करने की कोशिश करें। अगर आप इसमें उत्तीर्ण हो जाते हैं, तो वास्तव में आप एक सफल एवं प्रभावशाली वक्ता होंगे। एक अच्छे वक्ता को मालूम होना चाहिए कि जनता की वास्तविक चाहत क्या होती है? जैसे :

1. किसी विषय के संबंध में जानकारी प्राप्त करना,

2. मनोरंजन,

3. स्वास्थ्य सुधार,

4. विचारों में संवेदनशीलता,

5. प्यार और चाहत प्राप्त करना,

6. आत्मरक्षा संबंधी विषय,

7. विश्वास,

8. लाभ,

9. मन बहलाने वाले विचार,

10. गर्व महसूस करना।

हालांकि श्रोताओं की चाहत कुछ और भी हो सकती है, लेकिन अधिकांश को यही पूरा करते हैं। आप स्वयं भी कुछ और चाहतों के बारे में सोचकर उनको इस सूची में शामिल कर सकते हैं। यदि आपने अपने भाषण को सात चरणों में बांटा है, तो हर चरण में श्रोताओं की एक चाहत को पूरा करना चाहिए।

अगर आप 'कंप्यूटर के उपयोग' के बारे में भाषण दे रहे हैं, तो मुख्य चरण कुछ इस प्रकार होंगे—

1. कंप्यूटर कैसे काम करता है?

2. कंप्यूटर के क्या लाभ हैं?

3. इसे कैसे इस्तेमाल करें?

4. तकनीकी समस्याओं का समाधान।

5. सही प्रयोग से खुशी तथा गर्व।

अगर आप महिलाओं को 'शिशु की देखभाल' से संबंधित भाषण दे रहे हैं, तो कुछ इस तरह के चरणों में भाषण तैयार करना पड़ेगा :

1. बच्चे की देखभाल संबंधी जानकारी।

2. बच्चे का मनोरंजन कैसे करें?

3. स्वास्थ्य तथा आहार संबंधी जानकारी।

4. प्यार कैसे दें?

5. मन कैसे बहलाएं?

यदि आप किसी कंपनी के प्रबंध निदेशक हों तथा अपनी कंपनी की उन्नति के लिए कर्मचारियों के सामने भाषण देना है, तो आपके भाषण के मुख्य पांच चरण इस प्रकार होंगे—

1. कंपनी के उत्पाद संबंधी पूर्ण ज्ञान।

2. पैसा कैसे प्राप्त करें?

3. लोगों की भावनाओं को कैसे छुएं?

4. लोगों को कैसे संतुष्ट करें?

5. बेहतर विज्ञापन द्वारा बिक्री कैसे बढ़ाएं?

श्रोताओं की चाहत का ध्यान रखें

अगर आप श्रोताओं की चाहत को ठीक ढंग से समझकर उसे अपने भाषण द्वारा पूरा कर पाते हैं, तो सच्चे शब्दों में एक सफल वक्ता बन सकते हैं। अपने भाषण में आपको यह ध्यान देना है कि जनता आपसे क्या उम्मीद करती है तथा वे किस विषय पर अधिक ज्ञान प्राप्त करना चाहते हैं? यदि आप सही वक्त पर सही निर्णय लेने में सक्षम हों, तो श्रोतावर्ग आपकी वाह–वाह कर उठेगा। भाषण देने से पूर्व एक विचार हमेशा हमारे दिमाग में रहना चाहिए कि हम भाषण द्वारा श्रोताओं को क्या दे रहे हैं? कौन सी ऐसी विशेष बात है, जिसे सुनने के लिए इतने लोग बैठे हैं?

हमेशा ध्यान रखें कि आप एक अच्छे वक्ता बनकर मंच पर जा रहे हैं, न कि एक अभिनेता बनकर। अतः आपको मंच पर अपने भाषण द्वारा ही श्रोताओं को प्रभावित करना है। भाषण के प्रारम्भ में अपना परिचय देना एक अच्छी बात है, लेकिन यह इतना लंबा नहीं होना चाहिए कि श्रोता उसे सुनकर ऊब जाएं। श्रोता आपके बारे में नहीं, बल्कि आपके विषय को सुनने

के लिए आया है। यदि मंच पर कोई दूसरा व्यक्ति आपका परिचय दे रहा है, तो उसे पहले ही समझा दें कि परिचय के लिए ज्यादा समय न लें। यदि संभव हो, तो आप अपना संक्षिप्त परिचय लिखकर संचालक को दें, ताकि वह स्वयं श्रोताओं को आपका परिचय दे सके। एक अच्छा वक्ता होने के नाते यह आपका कर्तव्य बनता है कि उसे पूरी तरह संतुष्ट करने का प्रथम प्रयत्न करें। आपने भी कई बार किसी उम्मीद के साथ किसी वक्ता का भाषण सुना होगा, परन्तु आपको निराशा हाथ लगी होगी। क्या आप जानते हैं कि इसका कारण क्या है? दरअसल ऐसा इसलिए होता है, क्योंकि कुछ वक्ता श्रोताओं की चाहत को जाने बिना ही भाषण देना प्रारम्भ कर देते हैं। हो सकता है कि आपके श्रोता ज्ञान प्राप्ति की उम्मीद से, या फिर किसी नए विषय के बारे में जानने के लिए एकत्रित हुए हों तथा आप हास्यास्पद भाषण दिए जा रहे हों। यह भी हो सकता है कि आप सोच रहे हों कि श्रोता आपकी उपलब्धियों के बारे में सुनकर गर्व महसूस कर रहा है, जबकि वह किसी उच्च कोटि के भाषण की उम्मीद लगाए बैठा है। यदि आपके अधिकांश श्रोता कुछ सीखना चाहते हैं, तो संबंधित विषय पर जानकारी देना ही आपके भाषण का मुख्य उद्देश्य होना चाहिए, अन्यथा श्रोता आपको अस्वीकार कर देगा। अपने उदाहरण में मैंने कंप्यूटर के उपयोग के बारे में बताया है। इस विषय में अगर हम भाषण दे रहे हैं, तो हमारा श्रोता निश्चय ही कंप्यूटर के बारे में ज्ञान प्राप्त करना चाहेगा। यदि हमें श्रोताओं के वर्ग को पता चल जाए, तो भाषण में इसी हिसाब से थोड़ा-बहुत बदलाव भी किया जा सकता है। यदि हम ऐसे लोगों को संबोधित कर रहे हैं, जिनको इस विषय का बिलकुल भी ज्ञान नहीं है, तो विषय को बुनियाद से पकड़ना होगा तथा आसान शब्दों का प्रयोग करते हुए उनका ज्ञान बढ़ाना होगा, लेकिन श्रोताओं को इस विषय का कुछ ज्ञान है, तो हमें कंप्यूटर के बारे में अत्याधुनिक जानकारी देनी पड़ेगी। कंप्यूटर के क्षेत्र में कौन-कौन सी नई तकनीकें तथा नई भाषाएं खोजी गई हैं, यह जानकारी देनी चाहिए। इसके उपरान्त आपको अपने श्रोताओं को यह भी समझाना है कि कंप्यूटर के साथ क्या-क्या समस्याएं आती हैं तथा उनसे कैसे निबटना चाहिए। आपका भाषण सुनकर श्रोताओं को यह महसूस होना चाहिए कि उन्होंने आपसे बहुत सारी उपयोगी चीजें सीखी हैं। श्रोता लौटते समय यह सोचते हुए जाते हैं कि 'अगर हम यह भाषण न सुनते, तो काफी घाटे में रहते' तो आप सही शब्दों में अपने उद्देश्य में कामयाब हुए हैं।

यदि हम 'शिशु की देखभाल' संबंधी विषय पर भाषण दे रहे हैं, तो आप इस विषय को बिलकुल जड़ से शुरू करें। अधिकांश महिलाओं को यह

मालूम नहीं कि बहुत से बच्चे जन्म लेने से पहले ही बीमारियों की चपेट में आ चुके होते हैं। अतः हम अपने विषय की शुरुआत तब से करें, जब बच्चा गर्भावस्था में होता है। इससे अधिकांश महिलाएं भाषण को बड़े ध्यान से सुनेंगी। पैदा हुए बच्चे की देखभाल तो कोई भी मां कर सकती है, लेकिन अगर बच्चे को कोई तकलीफ हो जाए, तो बहुत–सी माताएं घबरा जाती हैं, क्योंकि उन्हें इसके समाधान का ज्ञान नहीं होता। आपको उन माताओं के लिए विशेष ज्ञान अपने भाषण में शामिल करना होगा। उन्हें बताना होगा कि बच्चा क्यों रोता है? अधिक रोए तो क्या करें? भूख न लगे, तो क्या करें? बच्चा अधिक पेशाब करे, तो क्या करें? शादी, समारोह आदि में जाते समय कपड़ों को गीला होने से कैसे बचाएं? मां के दूध का शिशु के तन तथा मन पर क्या प्रभाव पड़ता है? यदि आप इन सवालों के जवाब अपने भाषण में शामिल करते हैं, तो हर महिला इसे विशेष ध्यान से सुनेगी। इस संबंध में बहुत सी महिलाएं अनजाने में ही कुछ गलतियां कर बैठती हैं, जिसके लिए उन्हें पछताना पड़ता है। मैंने स्वयं एक ऐसी घटना देखी है, जो बिलकुल अनजाने में, उसका छः महीने का लड़का था। एक बार उसको किसी शादी में जाना था। बच्चा कहीं रास्ते में कपड़ों पर पेशाब न कर दे, इसके लिए मूर्ख औरत ने बच्चे की पेशाब वाली जगह को बालों वाला रबर बैंड लगाकर बांध दिया, ताकि पेशाब न करे, फिर वह भूल गई तथा बच्चे को किसी और के पास छोड़कर खुद शादी के समारोह में मस्त हो गई। बच्चे ने पेशाब लगने पर रोना शुरू किया और काफी देर तक रोता रहा। उसको चुप करने के काफी प्रयास किए गए, लेकिन वह रोते–रोते बेहोश हो गया और फिर जब रबर के बारे में पता चला, तो काफी देर हो चुकी थी। बच्चा पेशाब रुकने से ही मर गया। अगर उस मूर्ख महिला को इस विषय में ज्ञान होता, तो अपने प्यारे बच्चे को मौत के मुंह में न धकेलती। आप भी इस तरह के उदाहरण अपने भाषण में शामिल कर सकते हैं, क्योंकि ऐसे सजीव उदाहरणों का श्रोताओं पर काफी अच्छा प्रभाव पड़ता है। हालांकि इस तरह के भाषण में एक ही विषय को लिया जाता है, लेकिन यदि आप चाहें, तो एक से अधिक विषयों को भी छू सकते हैं।

आय-व द्धि संबंधी भाषण

पढ़ने–लिखने के बाद हर व्यक्ति नौकरी या व्यापार करना चाहता है। हर आदमी चाहता है कि उसके पास बहुत सारा धन हो तथा गाड़ी, बंगला,

नौकर–चाकर हों। छोटे से लेकर बड़े तक हर आदमी अपनी आय को बढ़ाने के बारे में सोचता है। इसलिए अगर हम 'आय में व द्धि कैसे करें' विषय पर भाषण देते हैं, तो असंख्य लोग इसे सुनने के इच्छुक होंगे। आय–व द्धि संबंधी भाषण देने वाले वक्ता का हर जगह स्वागत होता है। दरअसल व्यावसायिक वक्ता किसी एक क्षेत्र में पर्याप्त ज्ञान प्राप्त कर लेते हैं और फिर उसी पर नई–नई खोजें करके भाषण देते रहते हैं। विषय पर खोजबीन करने के कारण इन वक्ताओं के पास कुछ इस तरह के नुसखे आ जाते हैं, जोकि एक साधारण आदमी सोच भी नहीं सकता। श्रोताओं की इस चाहत का हमें ध्यान से अध्ययन करना चाहिए। अगर हमारे श्रोता कर्मचारी हैं, तो इस विषय को काफी सोच समझकर प्रस्तुत करना है, लेकिन यदि व्यापारी हैं, तो भाषण का तरीका कुछ अलग होगा। अधिकांश व्यापारी इस तरह के भाषण को कभी नहीं छोड़ते। दरअसल ऐसे भाषण को केवल इसलिए नहीं सुनना चाहते कि अधिक बिक्री करना चाहते हैं, या फिर अपने उत्पादन में वृद्धि करना चाहते हैं, बल्कि इसलिए सुनना चाहते हैं, ताकि अपनी आमदनी में वृद्धि कर सकें तथा ज्यादा से ज्यादा धन एकत्रित कर सकें।

आपने देखा होगा कि बहुत सारे सरकारी वक्ता इस बात पर जोर देते हैं कि हमें निर्यात पर विशेष ध्यान देना है, क्योंकि निर्यात से विदेशी पूंजी आती है। अतः देश में यदि विदेशी पूंजी आए, तो देश को भी फायदा होगा तथा निर्यातक को भी। कोई भी देश यदि आर्थिक रूप से प्रगति करना चाहता है, तो उसे अपने निर्यात में भी सुधार करना चाहिए। मैंने एक सरकारी वक्ता को कहते हुए सुना कि आपको मालूम है कि हम निर्यात पर इतना ध्यान क्यों देते हैं?, इससे हमें क्या लाभ हैं? दरअसल इससे आपको बहुत सारा लाभ होता है, जिसका काफी बड़ा हिस्सा हम ले लेते हैं, लेकिन फिर भी आपके लिए काफी बच जाता है। इस बात ने लोगों को वास्तविकता भी बता दी तथा सबको हंसा भी दिया। दरअसल श्रोता काफी देर तक नीरस भाषण सुन–सुनकर ऊब जाते हैं, अतः बीच–बीच में अगर हम उनका मनोरंजन भी करते रहें, तो वे ध्यान लगाकर भाषण को सुनते रहेंगे।

भाषण में भावनाओं का महत्त्व

वक्ता यदि भाषण के दौरान श्रोताओं की भावनाओं को समझने में सफल है, तो निश्चय ही वह एक सफल वक्ता है। भावनाओं को छूने से भाषण में एक अजीब सी रंगत आ जाती है। यदि एक वाक्य भी श्रोताओं की भावनाओं को

छू ले, तो इसकी काफी सराहना होती है। आपने देखा होगा कि कुछ समाचार–पत्रों में भावनात्मक खबरें देकर पाठकों को आकर्षित किया जाता है। पत्रकारिता के कोर्स के दौरान हमें भी इस विषय को विशेष रूप से पढ़ाया गया था। भावनाओं को किस तरह छुआ जा सकता है, इसका एक छोटा–सा उदाहरण देता हूं। अगर आप किसी रेल दुर्घटना का वर्णन कर रहे हैं, तो आपको सारे 'कब' 'कहां' 'क्यों' 'कैसे' 'क्या' आदि का उत्तर देना पड़ेगा। आपका वर्णन प्रायः इस प्रकार होगा, 'दिल्ली में 12 अगस्त को सब्जी–मण्डी रेलवे स्टेशन के पास एक भयानक रेल दुर्घटना में लगभग 50 महिलाएं तथा 125 पुरुष मारे गए। 400 के करीब लोग घायल हुए। घायलों को समीप के जयप्रकाश नारायण तथा राममनोहर लोहिया अस्पतालों में भर्ती करा दिया गया। समझा जाता है कि तोड़–फोड़ के कारण यह घटना घटी है। लेकिन इस खबर में कोई ऐसी बात नही हैं, जो लोगों के ध्यान को आकर्षित कर सके। इसी समाचार में अगर यह भी शामिल किया जाए, 'इस दुर्घटना में एक बच्चा भी शामिल था। उसकी मां की तो मौके पर ही मौत हो गई, लेकिन वह बच्चा उछलकर कुछ दूर घास के ढेर पर जा गिरा, जिससे उसे खरोंच भी नहीं आई।' इससे लोगों में एक भावनात्मक लहर फैल जाएगी तथा वे इसे याद भी रखेंगे। भाषण के दौरान श्रोताओं के चहेते व्यक्ति को श्रद्धांजलि देकर भी भावनाओं को छू सकते हैं।

भाषण में खुशी का महत्त्व

हर व्यक्ति यह प्रयत्न करता है कि जीवन में प्रसन्न रहे। एक सफल वक्ता के चेहरे पर भी खुशी रहती है। खास कर जब वह जोश में भाषण दे रहा हो। एक श्रोताओं को भी उसकी उपलब्धियों के लिए मुबारकबाद देकर खुश किया जा सकता है। भाषण में कोई कविता, कोई कोटेशन या फिर शेर आदि सुनाकर भी भाषण से श्रोताओं को खुश किया जा सकता है। एक वक्ता जब अपने अनुभवों या उपलब्धियों के बारे में बताता है, तो उसके चेहरे पर भी खुशी की रौनक देखी जा सकती है। अगर आप श्रोताओं को खुश करने में कामयाब होते हैं, तो उनके चेहरे देख कर आपका चेहरा भी खुशी से खिल उठेगा, क्योंकि आपको भाषण की सफलता अपने श्रोताओं के चेहरों पर दिखाई दे रही होगी। अगर हम किसी व्यक्ति को श्रद्धांजलि देना चाहते हैं तथा अपनी तरफ से अपने शब्दों में श्रद्धांजलि दें, तो भी हमें खुशी प्राप्त होगी।

भाषण तथा हमारा स्वास्थ्य

महात्मा गांधी ने कहा था कि स्वस्थ शरीर में ही स्वस्थ आत्मा निवास करती है। अगर हम शारीरिक रूप से स्वस्थ होंगे, तभी हमारी आवाज तथा उच्चारण भी सही व प्रभावशाली होगा। शरीर को स्वस्थ रखने के साथ–साथ आपको यह भी मालूम होना चाहिए कि शरीर को तनावमुक्त कैसे रखें? जो वक्ता अपने को तनावमुक्त रखने में सक्षम है, घबराहट उससे कोसों दूर भागती है, तो इस क्षेत्र में उसको सफल होने से दुनिया की कोई ताकत रोक नहीं सकती। इसलिए ही प्रारम्भ में मैंने शरीर को तनावमुक्त रखने के तरीकों के बारे में बताया है। तनावमुक्त व्यक्ति हमेशा प्रसन्न रहता है तथा उसके नजदीक कोई रोग भी नहीं आता। अगर आप श्रोताओं को भी प्रसन्न रहने के बारे में बताते हैं, तो वे आपके विषय को और ध्यान लगाकर सुनेंगे, क्योंकि आजकल अधिकांश लोग अपने स्वास्थ्य को लेकर चिंतित रहते हैं। अतः भाषण में शामिल किया गया स्वास्थ्य संबंधी एक छोटा–सा भाग सफल बनाने में उपयोगी सिद्ध होगा।

प्रेम तथा चाहत का महत्त्व

हममें से अधिकांश लोग यह चाहते हैं कि वे प्रेम से रहें, लेकिन उन्हें प्रेम से रहना ही नहीं आता। मैं यह समझता हूं कि मानवीय संबंधों के मामले में जहां इनसान से पुल बनाने की उम्मीद की जाती है, वहां वह दीवार खड़ी कर देता है। अतः यह एक ऐसा विषय है, जिसे हर व्यक्ति चाहे पुरुष हो या नारी, बड़े ध्यान से सुनना चाहता है, खासकर युवा वर्ग तो प्रेम तथा चाहत संबंधी विषय को काफी ध्यान से सुनेगा। अधिकांश वक्ता शादी–विवाह आदि के समय दिए गए भाषण में ऐसे विषय को शामिल करते हैं।

भाषण में मनोरंजन का स्थान

भाषण चाहे किसी तरह का हो, उसमें हम मनोरंजक कथनों का प्रयोग नहीं करेंगे, तो श्रोता रोचक विषय से भी ऊब जाएगा। मैंने कई महान् वक्ताओं को भाषण देते हुए देखा है। ये लोग गंभीर भाषण में भी थोड़ा–सा हास्य–रस डाल देते हैं, ताकि जनता ध्यान से उनके विचारों को सुनती रहे। अगर आप एक साधारण विषय पर भाषण दे रहे हैं तथा लोगों की विषय में रुचि बनी हुई है, तो भी आपको एक मनोरंजक कहानी सुनाने से हिचकना नहीं चाहिए। मैं समझता हूं कि हमें श्रोताओं तक अपने विचार कुछ इस तरह से पहुंचाने

चाहिए कि वे घर जाते समय भी हमारे भाषण पर चर्चा करते हुए जाएं।

विश्वास

जब एक अच्छा वक्ता मंच पर विचारों को व्यक्त करने के लिए जाता है, तो उसको यह विश्वास होना चाहिए कि मैं अपने विचारों से श्रोताओं की सोच को बदल दूंगा। यदि वक्ता को अपने ऊपर विश्वास नहीं है, तो श्रोता भी ऊब जाएगा तथा सारा–का–सारा विषय नीरस बन जाएगा। अगर भाषण से चंद एक लोगों का भी आत्मविश्वास जाग उठता है, तो निश्चय ही आप एक सफल वक्ता हैं।

भाषण को समृद्ध बनाएं

किसी भी भाषण की सफलता के लिए यह आवश्यक है कि वह हर तरह से सम द्ध हो। एक बार मैंने दो वक्ताओं का भाषण सुना। पहला वक्ता 'परिवार नियोजन' के पक्ष में भाषण दे रहा था, जबकि दूसरा इसके विपक्ष में। जब पहले वक्ता ने भाषण देना शुरू किया, तो लोगों ने कोई विशेष उत्सुकता नहीं दिखाई। कई लोग भाषण के दौरान उठकर चले गए, लेकिन जब दूसरे वक्ता ने विषय के विपक्ष में भाषण देना आरम्भ किया, तो सभी लोग बड़े ध्यान से सुनने लगे। आसपास से गुजरने वाले लोग भी भाषण सुनने के लिए रुक गए। मैंने स्वयं से पूछा कि ऐसा क्यों हुआ? जबकि पहले वक्ता का भाषण ज्यादा लोगों को सुनना चाहिए था। दरअसल पहले वक्ता के भाषण में जीवंतता एवं ओज नहीं था। ऐसा लग रहा था, मानो उसे जबरदस्ती पकड़कर मंच पर खड़ा कर दिया हो। वह स्वयं को भाषण में शामिल नहीं कर पा रहा था, जबकि दूसरा ओजस्वी तथा सजीव भाषण दे रहा था। विचारों को व्यक्त करने के लिए उसके हाथ अपने आप उठ जाते थे। वह चाहता था कि अधिक से अधिक लोग उसके विचारों से सहमत हों। इसके लिए वह पूरी कोशिश भी कर रहा था।

मैं यह मानता हूं कि सजीवता, सम द्धता तथा ओज एक सफल भाषण के आवश्यक तत्व हैं। इन गुणों के बिना किसी वक्ता के सफल भाषण की कामना भी नहीं की जा सकती। इन गुणों से भरे भाषण को सुनने के लिए लोग ऐसे एकत्रित हो जाते हैं, जैसे गुड़ के इर्द–गिर्द मक्खियां। मैं आपको भाषण को सम द्ध, रोचक, सजीव तथा ओजस्वी बनाने के उपाय बताऊंगा। आवाज को प्रभावशाली बनाने के कुछ व्यायाम भी प्रस्तुत करूंगा, ताकि आप शब्दों का उचित उच्चारण कर सकें। उचित उच्चारण न होने के कारण ही हमारे पौराणिक पात्र कुंभकरण को सदैव सोते रहने का वरदान मिला था।

कई वर्षों की कठोर तपस्या के बाद जब वर मांगने का वक्त आया, तो उसने इन्द्रासन मांगा, लेकिन गलत उच्चारण के कारण ब्रह्मा को निद्रासन सुनाई दिया, जिसके कारण उसे इन्द्र के आसन के बजाय सदैव सोते रहने का वरदान मिल गया, लेकिन मुझे पूरा विश्वास है कि भाषण को सम द्ध बनाने के लिए दी गई विधि को अपनाकर आप अवश्य ही अपने उद्देश्य में सफल होंगे।

विषय का चुनाव

अपने भाषण के लिए सदैव उसी विषय का चुनाव करें, जिससे आप स्वयं भी सहमत हों, क्योंकि यदि स्वयं को भाषण में शामिल नहीं करेंगे, तो आपके द्वारा एक रोचक भाषण की प्रस्तुति असंभव है। उदाहरण के लिए, यदि आप चार बच्चे पैदा करने के पक्ष में हैं, तो 'छोटा परिवार' विषय पर आपके भाषण में रोचकता कभी नहीं आ सकती, क्योंकि जब तक आप अपने विषय से भावनात्मक रूप से जुड़ नहीं जाते, तब तक आपको यह आशा ही नहीं करनी चाहिए कि श्रोता आपके विचारों को ध्यान से सुनेंगे तथा उनसे सहमत होंगे, लेकिन यदि आप ऐसे विषय का चयन करते हैं, जो स्वयं आपके लिए भी रोचक है, तो आप निश्चय ही अपने उद्देश्य में कामयाब होंगे। अगर आपका विषय आपके अनुभवों, आपकी पसंद पर आधारित है, या फिर ऐसा विषय है, जिस पर आपने काफी ज्ञान अर्जित कर रखा है, तो निःसन्देह आपका भाषण अद्वितीय होगा।

भाषण का अलंकरण

मैंने अनुभव किया है कि लगभग सभी वक्ता यह सोचते रहते हैं कि जो विषय उन्होंने चुना है, उसे जनता पसंद भी करेगी या नहीं। ऐसे समय में आपको पूरी मेहनत और लगन से विषय संबंधी जानकारी एकत्रित करने में जुट जाना चाहिए, ताकि अपने विषय को अलंकृत कर सकें। एक अच्छे से अच्छा विषय भी श्रोताओं को उदास कर सकता है, यदि उसे सही ढंग से संवारा न गया हो। एक बार मैं एक वक्ता का भाषण सुन रहा था। मेरे पास बैठे हुए एक मशहूर साहित्यकार से बात की, तो उन्होंने बताया कि भाषण का अंतिम भाग बहुत पसंद आया। जब मैंने इसका कारण पूछा, तो उन्होंने बताया कि वक्ता भाषण के अंतिम भाग को बड़े रोचक, सहज एवं संवरे हुए अंदाज में प्रस्तुत कर रहा था। इसीलिए यह अंतिम भाग एकदम सजीव लग रहा था।

अच्छी शुरुआत

भाषण के प्रारम्भ में आपके मुंह से निकले शब्द श्रोताओं को रोचकता भी दे सकते हैं और नीरसता भी। इसलिए आपको भाषण की शुरुआत आकर्षक ढंग से करना है। भाषण शुरू होते ही श्रोताओं को विश्वास हो जाना चाहिए कि सुनने के लिए हमने समय को बर्बाद नहीं किया, भाषण के दौरान कोई भी व्यक्ति परिभाषाएं सुनना पसंद नहीं करता। हां, यदि आपको परिभाषाएं देना ही पड़े, तो उन्हें किताबी भाषा में प्रस्तुत न करें। इसके लिए पहले परिभाषा को पढ़ें तथा अपने दिमाग में बैठा लें, फिर थोड़ी देर के लिए सोचें कि इसमें क्या कहा गया है, फिर परिभाषा को अपनी भाषा में श्रोताओं के सामने प्रस्तुत करें। एक बार एक व्यक्ति को तैराकी विषय पर भाषण देने के लिए कहा गया। उसे तैराकी का अनुभव नहीं था। चंद किताबें पढ़कर इस वक्ता ने भाषण दे दिया, लेकिन श्रोताओं ने इसमें विशेष रुचि नहीं दिखाई। भाषण के दौरान काफी श्रोता उठकर चले भी गए। जब उस वक्ता ने मुझसे असफलता का कारण पूछा, तो मैं उसे तैराकी का अनुभव कराने के लिए स्वीमिंग पूल ले गया। वहां वह लोगों को तरह–तरह से तैरते हुए देखता रहा। तैराकी के हर पहलू पर उसने गौर किया। निरंतर उसके तैराकी के व्यावहारिक ज्ञान में व द्धि होती रही। मैं उसे समुद्र के किनारे ले गया। उसने समुद्र के अधिक घनत्व वाले पानी में लोगों को तैरते हुए देखा और खूब अच्छी तरह समझा। तब मैंने उसे इस विषय पर पुस्तकें पढ़ने के लिए कहा। नौसेना के गोताखोरों से भी उसकी मुलाकात करवाई। इसके बाद जब उसे भाषण देने के लिए कहा, तो उसने बड़े जोश के साथ भाषण दिया। विषय को अच्छे ढंग से वह लोगों को समझा रहा था। तैराकी के तरीकों के बारे में बताते समय उसके हाथ, भावों को व्यक्त करने के लिए अपने आप ही उठ जाते थे। इस तरह उसने बड़ा ही सजीव भाषण दिया, जिसे सभी ने सराहा। अतः सीधी सी बात है कि जब तक हम विषय में स्वयं को शामिल नहीं कर लेते, तब तक सफल तथा सजीव भाषण नहीं दे सकते। भाषण के दौरान आप कुछ अच्छे शेर, उदाहरण तथा मुहावरों का प्रयोग कर सकते हैं, लेकिन जहां तक संभव हो, कवितांश शामिल न करें। हो सकता है कि आपको किसी कवि की कविता बेहद पसंद हो। ऐसी कविता को आप अवश्य पढ़ें तथा आनन्द लें, लेकिन अकेले पढ़ें, श्रोताओं के सामने नहीं, क्योंकि भाषण के दौरान कोई भी श्रोता कविता सुनना पसंद नहीं करता, लेकिन भाषण में चुटकुले तथा प्रसंग शामिल कर सकते हैं। सुनाने से पहले

कभी यह न कहें कि मैं आपको एक चुटकुला या प्रसंग सुना रहा हूं, क्योंकि ऐसा कहने से इसका कोई महत्त्व नहीं रह जाता।

हास्य का सहारा

भाषण का विषय चाहे कोई भी हो, लोग सुनते वक्त हंसना चाहते हैं। जब श्रोता हंसता है, तो काफी तरोताजा अनुभव करता है। ऐसी स्थिति में श्रोता को जो कुछ भी बताएंगे, वह बड़े ध्यान से सुनेगा। वैसे भाषण के दौरान श्रोताओं को हंसाना कोई आसान कार्य नहीं है। इसके लिए आपको काफी प्रयत्न करना पड़ेगा। प्रारम्भ के कुछ भाषणों में तो श्रोताओं को हंसा पाने में स्वयं को असमर्थ पाएंगे, लेकिन लंबे अभ्यास के बाद यह कार्य आपके लिए आसान हो जाएगा। भाषण के दौरान कभी किसी व्यक्ति का मजाक न उड़ाएं। दूसरों का नाम लेने के बजाय आप अपना नाम लें। एक बात का हमेशा ध्यान रखें कि आपके मजाक से किसी श्रोता के धर्म, जाति, संप्रदाय या स्वाभिमान को ठेस नहीं पहुंचे। मजाक स्तरीय होना चाहिए। घटिया तथा अभद्र मजाक चंद लोगों की पसंद हो सकता है, अधिकांश लोग इसे पसंद नहीं करेंगे। भाषण में प्रयुक्त भाषा एकदम साफ सुथरी तथा सीधी-सादी होनी चाहिए, जिसे हर व्यक्ति शब्दकोष का उपयोग किए बिना ही समझ सके।

विषय की रोचकता

अपने आसपास की घटनाओं को भाषण में शामिल करें। इसके लिए जरूरत है, अपनी आंखें तथा कान खुले रखने की। भाषण की प्रस्तुति कुछ इस प्रकार से हो कि आपकी बातें एकदम लोगों के दिमाग में जाकर बैठ जाएं तथा लंबे समय तक याद रहें। कारगिल की लड़ाई के दौरान भारत के सैकड़ों सैनिक मारे गए तथा ढेरों घायल भी हुए। इन लोगों के लिए कई संस्थाओं ने दिल खोलकर आर्थिक सहायता दी। कारगिल के लिए पैसा इकट्ठा करने वाले एक समारोह में एक प्रेस फोटोग्राफर ने भी भाषण दिया। उसने सब कुछ अपनी आंखों से देखा था और सैनिकों के कई ऐसे शव देखे थे, जिन्हें पाकिस्तानियों ने गिद्धों की तरह नोच डाला था। उसने लोगों को बताया कि किस तरह हमारे सैनिकों के नाक-कान काट लिए गए, आंखें निकाल ली गईं, पूरे शरीर को चाकू से गोदकर फिर मुंह में पिस्तौल रखकर गोली मार दी गई। गोली भेजे में कई छेद करती हुई

96

निकल गई। ऐसा सजीव चित्रण वाला भाषण सुनकर श्रोताओं की आंखें नम हो चुकी थीं। गले में सभी भारीपन महसूस कर रहे थे। तब सारी भावुक भीड़ ने दिल खोलकर शहीदों के लिए दान दिया। यहां तक कि मजदूरी कर पेट भरने वाले लोगों ने भी अपने संचित धन का कुछ हिस्सा इन लोगों के नाम कर दिया। इस तरह उसने अपने शब्दों से लोगों में इतना करुण रस भर दिया कि कंजूस–से–कंजूस ने भी अपनी जेबें ढीली कर दीं। हर श्रोता को ऐसा आभास हो रहा था, मानो वह स्वयं सैनिकों के क्षत–विक्षत शवों को देख रहा है। वैसे हर वक्ता के लिए यह संभव नहीं कि वह हर एक विषय को रू–ब–रू देखे। इसके लिए हमें अपने ज्ञान में व द्धि करनी होगी।

विभिन्न स्रोतों से जानकारी

यदि आपको महान् पुरुष सुभाष चंद्र बोस के जीवन के बारे में भाषण देना है, तो इसके लिए जरूरी नहीं कि आप उनके साथ रहे हों, बल्कि एक दूसरा तरीका है और वह है, ज्ञान अर्जित करने का। आपको उनके जीवन से संबंधित सभी मुख्य किताबों और अलग–अलग लेखकों के विचार पढ़ने होंगे। जब आप इस विषय पर आठ–दस किताबें पढ़ लेंगे, तो स्वयं ही अपनी राय देने में सक्षम हो जाएंगे कि वह कैसे व्यक्ति थे। इस तरह आप अलग–अलग विचारकों के विचारों को इकट्ठा करके, उन्हें प्रभावशाली शब्दों तथा रोचक वाक्यों में बदलकर तथा अपने विचार बीच में शामिल करके श्रोताओं के समक्ष एक सजीव भाषण दे सकते हैं। किसी कंपनी का बिक्री प्रतिनिधि अपने उद्देश्य में तभी सफल हो सकता है, यदि उसे उत्पाद के विषय में पूरी जानकारी हो। जितनी अधिक जानकारी विक्रेता के पास होगी, वह ग्राहक को आकर्षित करने में उतना ही कामयाब होगा। ज्ञान इनसान को जोश तथा शक्ति देता है। एक विक्रेता की भांति एक वक्ता भी अपने उद्देश्य में तभी कामयाब हो सकता है, यदि उसके पास विषय संबंधी पर्याप्त ज्ञान हो।

अगर आप अपने श्रोताओं को उस पुलिस वाले के बारे में बताना चाहते हों, जिसने आपको लालबत्ती का उल्लंघन करने के लिए पकड़ा हो, तो आप उन्हें इस आपबीती का सजीव चित्रण प्रस्तुत कर सकते हैं, लेकिन दूसरे व्यक्ति की नजर से देखने के बजाय आप श्रोताओं को बताएं कि मेरे साथ ही यह घटना घटी है। पकड़े जाने पर किस तरह पुलिस वाले ने आपका लाइसेंस छीनकर जुर्माने की पर्ची थमा दी। उस समय किस–किस तरह के विचार आपके दिमाग में आ रहे थे, आपको कैसा लग रहा था। इसको आपसे बेहतर सजीव चित्रण भला और कौन कर सकता है। सही शब्दों तथा उचित

भाषा का प्रयोग करते हुए इन विचारों को प्रस्तुत करें। इन विचारों को सुनकर श्रोता अवश्य ही प्रभावित होंगे। वो आपके हर शब्द को बड़े ध्यान से सुनेंगे।

क्या आपने कभी सोचा कि हम फिल्म देखने के लिए क्यों जाते हैं? अगर कोई व्यक्ति हमें फिल्म की पूरी कहानी सुना दे, फिर भी हम फिल्म देखते हैं। हम केवल यह देखने के लिए जाते हैं कि भावनाओं को किस तरह अभिव्यक्त किया जा सकता है। इससे इनसान के भीतर एक ऊर्जा का संचार होता है। एक वक्ता अपने विषय के संबंध में ज्ञान अर्जित करने में जितनी अधिक मेहनत करता है, जितनी उत्सुकता तथा दिलचस्पी दिखाता है, विचारों को व्यक्त करते समय उतनी ही ऊर्जा का संचार उसके भीतर होता है। इस अर्जित ऊर्जा से वक्ता का अपने ऊपर विश्वास बढ़ता है तथा वह अधिक जोश एवं प्रभावशाली अंदाज में भाषण देता है। भाषण देते समय आप कभी भी अपनी भावनाओं को न दबाएं और न ही अपने अंदर उमड़े हुए जोश को रोकने का प्रयास करें। भाषण के दौरान श्रोताओं को पता लगना चाहिए कि आप अपने विषय पर भाषण देने के लिए कितने उत्सुक हैं। ऐसा करने से आपको पता लगेगा कि आप अपने श्रोताओं का ध्यान आकर्षित करने में कामयाब हो गए हैं।

जोश का सहारा लें

जब आप अपने भाषण को श्रोताओं के समक्ष प्रस्तुत करने के लिए मंच पर जाते हैं, तो आपके अंदर एक जोश होना चाहिए। कुछ लोग मंच पर जाते वक्त इतने घबरा जाते हैं, मानों वह मंच पर न जाकर फांसी के तख्ते की ओर जा रहे हों। आप मंच पर कितने जोश से जाते हैं, उसी से श्रोताओं को अंदाजा हो जाता है कि आपके पास कुछ ऐसे विचार तथा अनुभव हैं, जिन्हें व्यक्त करने के लिए काफी उत्सुक हैं। यदि आपका चेहरा चिकना (ओइली) हो रहा हो, तो उसे मंच पर जाने से पहले धो लें तथा आंखों को भी पानी के छींटों से तरोताजा कर लें, क्योंकि आंखें हमारे चेहरे का दर्पण होती हैं। यदि आंखें लाल या थकान लिए हुए रहेंगी, तो एक जोशीले भाषण का असर भी कम हो सकता है। जब आपको पता चल जाए कि भाषण के लिए आपका नाम पुकारा जाने वाला है, तो स्वयं को उठने के लिए एकदम तैयार कर लें, क्योंकि अगर आप उठते वक्त मेज से टकरा जाते हैं या फिर कुर्सी से उलझ जाते हैं, तो श्रोताओं पर इसका अच्छा असर नहीं पड़ेगा। वे आप पर एकदम

हंस पड़ेंगे। मंच पर जाने से पहले आप एक लंबी सांस लें, ताकि आपके फेफड़े हवा से पूरी तरह भर जाएं, और फिर सारी चिन्ताओं तथा घबराहटों को सांस के साथ बाहर छोड़ दें। अब आप अपने सिर को ऊपर उठाएं, रीढ़ को सीधा करें, सीना को बाहर निकालें तथा श्रोताओं से नजर मिलाते हुए मंच पर उपस्थित हो जाएं। अगर आप मंच पर जोश के साथ उपस्थित होते हैं तो श्रोता भी जोश के साथ आपका स्वागत करेंगे। अब आप रोचक वाक्यों का शुद्ध तथा प्रभावशाली उच्चारण करके अपना भाषण प्रारम्भ कर सकते हैं। अपने भाषण के हर भाग में श्रोताओं को कुछ न कुछ जानकारी अवश्य दें। एक बात का हमेशा ध्यान रखें कि आपके द्वारा प्रस्तुत जानकारी पूर्णतया सही होनी चाहिए। माइक्रोफोन के सामने जाते ही ऐसा अनुभव करें कि आप एक सेनानायक हैं तथा सारे श्रोता आपके अधीन हैं। इस विचार से आपको अपने अंदर विश्वास और जोश पैदा करने में काफी मदद मिलेगी।

व्यंग्य न करें

अपने भाषण में आप हास्य–प्रसंगों का इस्तेमाल करके उसे रोचक बना सकते हैं, लेकिन यह प्रसंग घिसे–पिटे तथा असभ्य न होकर स्तरीय होने चाहिए। बेहतर तो यही रहेगा कि आप अपनी जिन्दगी में घटित हंसाने वाली घटनाओं को ही अपने भाषण में शामिल करें। मैं दावे के साथ कह सकता हूं कि ऐसे प्रसंग लोग पसंद करेंगे, क्योंकि यह आपकी जिन्दगी से संबंधित हैं। अतः वास्तविकता लिए हुए हैं। आपकी ज्यादातर कोशिश यही होनी चाहिए कि व्यंग्य अपने ऊपर ही हो, क्योंकि दूसरों पर किए गए व्यंग्य से किसी व्यक्ति को ठेस नहीं पहुंचनी चाहिए। एक अच्छे वक्ता होने के नाते आपको धर्म, जाति आदि को लेकर व्यंग्य नहीं करना चाहिए। मैंने देखा है कि कुछ लोग बिलकुल निम्न प्रकृति के व्यंग्य सुनना पसंद करते हैं, लेकिन आप एक स्तरीय वक्ता हैं। ऐसे चंद लोगों के लिए अपना स्तर नीचा न करें।

मुख्य बातों की पुनराव त्ति

भाषण के अंत में आपको खास–खास बातों को दोहराना चाहिए। यदि श्रोता को पहले कोई संदेह रह गया हो, तो इससे वह दूर हो जाएगा, लेकिन एक बात का विशेष ध्यान दें कि जिन बातों को आप दोहराते हैं, उनकी शब्दावली बिलकुल पहले जैसी नहीं होनी चाहिए। बहुत से वक्ता तो अपने भाषण में कुछ समय श्रोताओं के लिए ही छोड़ देते हैं। इसे प्रश्नकाल भी कहा जा सकता है। इसमें श्रोता लोग वक्ता से प्रश्न पूछते हैं तथा वह एक–एक कर

उनका उत्तर देता है। प्रश्नकाल में यदि कोई श्रोता आपको कोई अच्छी जानकारी देता है, तो आपको उसका भी स्वागत करना चाहिए।

रूपरेखा तैयार करें

अपने भाषण में आप क्या बोलने जा रहे हैं तथा कौन-कौन से विचारों को शामिल करना चाहते हैं, इन सबकी एक रूपरेखा तैयार कर लें। रूपरेखा एक ऐसी चीज है, जिसे आप अपने साथ मंच पर ले जा सकते हैं। इससे आपको हौसला भी मिलता है तथा पता भी रहता है कि कौन-कौन सी बातों को बोल चुके हैं तथा आगे क्या-क्या बोलना है। रूपरेखा में आपके द्वारा दिए जाने वाले भाषण में सम्मिलित विषयों की क्रमबद्ध सूची तथा कुछ ऐसे गणितीय आंकड़े होते हैं, जिन्हें आसानी से याद नहीं रख सकते। रूपरेखा से आपको यह भी पता चलता है कि कब आपको चाक्षुष सहायक (विजुअल एड्स) सामग्री का इस्तेमाल करना है। इससे आपको यह भी पता रहता है कि आप भाषण का कितना भाग पूरा कर चुके हैं तथा कितना बाकी है, ताकि समय का ध्यान रखते हुए भाषण के सभी मुख्य भागों से गुजर सकें।

भाषण के मुख्य भाग

एक भाषण को मुख्य रूप से तीन भागों—प्रारम्भ, मुख्य तथा अंतिम में बांट सकते हैं। इन भागों में बांटने के बाद आप भाषण की कच्ची रूपरेखा तैयार कर लें। अपने भाषण में आपका मुख्य संदेश क्या है? कौन-कौन सी खास बातें आप जनता को बताना चाहते हैं? इन सब बातों को एक कागज पर लिख लें। भाषण के प्रारम्भ, मुख्य तथा अंतिम भाग की मुख्य बातों एवं शीर्ष वाक्यों को क्रमबद्ध कर लेने से आपको अपने निर्धारित विचारों को समय सीमा में रहकर व्यक्त करने में मदद मिलती है। यदि आप भाषण के दौरान किसी के कहे हुए शब्दों को कहना चाहते हैं, तो उन्हें भी कागज पर लिख लें। आपके हर शीर्ष वाक्य के बाद कम-से-कम पांच मिनट का भाषण अवश्य होना चाहिए। यदि संभव हो, तो भाषण के शीर्ष वाक्यों को एक ही पंक्ति का बनाएं। भाषण की शुरुआत, मुख्य भाग, निष्कर्ष या अंतिम भाग तथा अपने विशेष संदेश एवं विचारों को लिखने के बाद छोटे-छोटे वाक्यों में बांट दें। भाषण की रूपरेखा में केवल मुख्य बातों को ही शामिल करें। ऐसे वाक्य लिखें, जिन्हें देखते ही आपको भाषण का पूरा भाग याद आ जाए। रूपरेखा तो केवल आपका मार्गदर्शन है। अतः यह जितना संक्षिप्त हो, उतना ही बेहतर होगा। यदि आप कुछेक शब्दों को देखकर ही विषय को याद कर

सकते हों, तो पूरा वाक्य लिखने की जरूरत नहीं है, क्योंकि यह रूपरेखा केवल आपके लिए है, न कि किसी दूसरे को समझाने के लिए। रूपरेखा इतनी लंबी भी न हो कि दो–तीन पन्ने ही लिखकर ले जाएं। इसे केवल एक कागज पर तथा एक ही तरफ लिखना चाहिए।

जब रूपरेखा आपके साथ रहेगी, तो घबराहट समीप नहीं आ सकती, क्योंकि आपको इस बात का भय ही नहीं रहेगा कि कुछ छूट रहा है। अतः आप एकदम वास्तविक तथा प्राकृतिक तरीके से बेझिझक अपने विचारों को प्रस्तुत कर सकते हैं। मैंने असंख्य भाषण दिए हैं, लगभग हर विषय तथा हर परिस्थिति में दिए हैं। काफी अनुभव भी है, लेकिन फिर भी मैं हर भाषण की संक्षिप्त रूपरेखा तैयार करके अपने पास रखता हूं।

भाषण का अभ्यास

आप किन परिस्थितियों में भाषण दे रहे हो, आपका विषय क्या है, श्रोता कैसे हैं? इन सब बातों को दिमाग में रखकर आप अपने भाषण का अभ्यास करें। यदि आप काफी दिनों बाद या फिर पहली बार भाषण दे रहे हों, तो बेहतर होगा यदि आप एकान्त तथा खुले माहौल में, यानी जंगल आदि में जाकर अभ्यास करें। अभ्यास के दौरान अपने भाषण को जोर–जोर से बोलें। ऐसा करने से आपके वाक्–तन्तु खुल जाएंगे, तब आप मंच पर जाकर प्रभावशाली अंदाज के साथ मोटी आवाज में भाषण दे सकेंगे, लेकिन यदि आप बिना अभ्यास के मंच पर चले जाते हैं, तो कुछ शब्दों का उच्चारण आपकी छवि खराब कर सकता है तथा जोर से बोलने के कारण गला भी खराब हो सकता है। आप भाषण का अभ्यास आईने के सामने खड़े होकर, या खास दोस्तों के सामने भी कर सकते हैं। इससे पता चल जाएगा कि आप अपने विचारों को कितने वास्तविक तथा प्राकृतिक अंदाज में पेश कर सकते हैं। यदि आपका कोई ऐसा मित्र नहीं है, जो बता सके कि आप भाषण में कहां गलती कर रहे हैं, तो टेपरिकार्डर की मदद ले सकते हैं। इसके लिए आप एक बंद कमरे में चले जाएं तथा टेप को रिकार्डर में डालकर यह सोचें कि आप श्रोताओं के सामने खड़े हैं। अब वास्तविक आवाज में भाषण प्रारम्भ कर दें। पूरा भाषण खत्म होने के बाद टेपरिकार्डर को चलाकर सुनें। आपको पता चल जाएगा कि आपने कहां गलती की है तथा कौन–कौन सी बातों को छोड़ दिया है। इससे अपनी आवाज और लहजे का भी पता चल जाएगा। अगर यह आवाज आपको सुनने में अच्छी नहीं लग रही हो, तो निश्चित है कि श्रोता

भी इसे पसंद नहीं करेंगे। आप अपनी आवाज को प्रभावशाली बनाने की कोशिश करें। इस तरह दो-तीन बार अभ्यास करने से आपकी सारी गलतियां दूर हो जाएंगी तथा आप अपने विचारों को जोश के साथ श्रोताओं के सामने प्रस्तुत करने में सफल हो जाएंगे।

भाषण में समय का महत्त्व

भाषण के अभ्यास के दौरान आपको एक और बात पर विशेष ध्यान देना है और वह है, समय। आपको अपना भाषण समय सीमा में रहकर ही पूरा करना है। यदि आपको लगता है कि निर्धारित समय में भाषण पूरा नहीं कर पाएंगे, तो कम महत्त्व वाली बातों को अपने भाषण से निकाल सकते हैं। बेहतर होगा यदि भाषण के मुख्य तीनों भागों को निश्चित समय दें। अभ्यास के दौरान तथा श्रोताओं के सामने दिए गए भाषण में लगे समयों में काफी अंतर हो सकता है, क्योंकि जब हम श्रोताओं के सामने भाषण देते हैं, तो कई बार उनकी हंसी या अन्य प्रतिक्रिया के कारण कुछ समय के लिए रुकना भी पड़ सकता है, लेकिन फिर भी अभ्यास करने से हमें अंदाजा हो जाता है कि लगभग इतना समय तो लगेगा ही।

भाषण की भाषा

भाषण के दौरान हमेशा छोटे-छोटे वाक्यों का प्रयोग करना चाहिए। इससे श्रोता आपके विचारों को आसानी से समझ सकता है। माइक्रोफोन के सामने यदि आप तेज-तेज बोलेंगे, तो श्रोताओं को कुछ भी समझ नहीं आएगा। आपके द्वारा बोला गया प्रत्येक शब्द एकदम साफ भाषा में होना चाहिए। अपने विचारों को तेजी से व्यक्त न करके हर शब्द के बीच क्षणिक समय का अंतर रखें। इसके अभ्यास के लिए आप 'आकाशवाणी' के उद्घोषकों का उच्चारण सुन सकते हैं। भाषण के दौरान जब आप कोई विशेष बात बताते हैं, तो कुछ देर के लिए रुकना चाहिए, ताकि श्रोता इसे सुनने तथा समझने के लिए पूरी तरह से तैयार हो जाएं। इसका एक फायदा यह भी होता है कि इस दौरान आप लंबी सांस भी ले सकते हैं तथा आगे व्यक्त करने वाले विचारों के बारे में भी सोच सकते हैं।

प्रभावशाली आवाज

हमारी आवाज पतली तथा प्रभावशाली न होने का कारण शारीरिक कम, लेकिन मनोवैज्ञानिक अधिक होता है। अधिकांश लोगों की आवाज केवल

इसलिए दबी हुई रहती है, क्योंकि उन्हें अपने ऊपर विश्वास नहीं होता। अगर उनके अंदर विश्वास पैदा किया जाए तथा उन्हें बताया जाए कि आप अपनी आवाज में सुधार कर सकते हैं, तो वे निश्चय ही इसमें कामयाब होंगे। आवाज को प्रभावशाली बनाने के लिए अपने अंदर विश्वास पैदा करना पड़ेगा। सांस पर नियंत्रण करने की विधि से भी आप अपनी आवाज को प्रभावशाली बना सकते हैं। यहां मैं कुछ व्यायाम बता रहा हूं, जिनका प्रयोग करके आप अपनी आवाज को प्रभावशाली बना सकते हैं :

1. एक से लेकर दस तक गिनती करें। इसे धीरे–धीरे शुरू करें तथा फिर जोर–जोर से गिनें, लेकिन ध्यान रखें कि आपकी आवाज बदलनी नहीं चाहिए। यदि जोर से बोलने पर आपकी आवाज फट जाती है, तो इस तकनीक का तीन–चार दिन तक अभ्यास करें।

2. इस बार गिनती का उच्चारण थोड़ी मोटी आवाज में करें। एक बार सीधा गिनने के बाद फिर दस से एक तक उलटी गिनती करें। पूरी गिनती में आपकी आवाज मोटी ही रहनी चाहिए।

3. इस बार आप पहले एक से दस तक मोटी आवाज में गिनती करें तथा फिर अपनी वास्तविक आवाज में दस से एक तक गिनें। इसके लिए आप टेपरिकार्डर की मदद ले सकते हैं। टेप की हुई आवाज को सुनने से पता चलेगा कि मोटी आवाज आकर्षक तथा प्रभावशाली है।

4. उच्चारण के समय हमेशा पेट से आवाज निकालने की कोशिश करें। सभी रेडियो कलाकार भी पेट से ही आवाज निकालते हैं। यह आवाज काफी प्रभावशाली होती है, क्योंकि इसमें वायु काफी ज्यादा मात्रा में हमारे स्वर–तन्तुओं से होकर गुजरती है। उच्चारण करते समय एक बात का विशेष ध्यान रखें कि आपके गले, कंधों तथा गरदन में किसी तरह का तनाव नहीं आना चाहिए, क्योंकि ऐसा होने से आपकी आवाज तो प्रभावशाली रह सकती है, लेकिन तनाव के कारण आप 'जोकर' दिखेंगे।

अपनी आवाज को सही रखने के लिए कुछ सावधानियां बरतनी चाहिए, जैसे :

1. अगर संभव हो तो कुछ देर बोलने के बाद अपने स्वर–तन्तुओं को थोड़ा आराम दें, लेकिन अगर भाषण के दौरान यह संभव न हो, तो लंबी सांस खींचकर स्वर–तन्तुओं को पर्याप्त हवा उपलब्ध कराएं तथा अपने गले को भी तनावमुक्त रखें।

2. यदि आप अपनी आवाज को हमेशा प्रभावशाली बनाए रखना चाहते हैं, तो सिगरेट, तम्बाकू एवं शराब से दूर रहें, क्योंकि इनके प्रयोग से हमारे स्वर–तन्तुओं पर एक परत–सी जम जाती है, जिसे बार–बार खांसकर साफ करना भद्दा भी लगता है तथा दर्द भी देता है।

3. जहां तक संभव हो दूध से बनी चीजों, जैसे मक्खन, पनीर, घी आदि का कम मात्रा में प्रयोग करें, क्योंकि इसकी भी एक पतली परत स्वर–तन्तुओं पर ज़म जाती है, जिसके कारण आवाज से मिठास गायब हो जाती है।

4. आपको रात में सोने से पहले अधिक भोजन नहीं करना चाहिए, क्योंकि इससे उत्पन्न अम्ल स्वर–तन्तुओं से लगकर आवाज को प्रभावित कर सकता है।

5. रात को कभी भी सूखे गर्म कमरे में न सोएं, क्योंकि गर्मी के कारण वायु शुष्क हो जाती है तथा गले को खराब कर सकती है। ऐसे कमरे में सोने से पहले गीला तौलिया या फिर खुले बरतन में पानी रख लें।

6. एक लंबा भाषण देने से पहले थोड़ा अभ्यास करके अपने स्वर–तन्तुओं को थोड़ा गर्म कर लें। भाषण के दौरान अपने पूरे शरीर को तनावमुक्त रखें। यदि संभव हो, तो भाषण के बीच में थोड़ा रुकें और पानी के कुछ घूंट पीकर गले को गीला कर लें।

7. अगर आपका विषय सही है, आपकी पूरी तैयारी है, विषय का पूरा ज्ञान है, आपका शरीर एकदम सीधा तथा सीना बाहर है, आपका उच्चारण सही है तथा भाषा भी प्रभावशाली है, तो निश्चित ही आप एक सफल वक्ता हैं।

प्रभावशाली भाषण एवं प्रस्तुतिकरण

पुरुष लोग यह विश्वास करते हैं कि महिलाएं अधिक बोलती हैं, लेकिन मैं इस मत से सहमत नहीं हूं, क्योंकि मैंने ऐसे पुरुषों को देखा है, जो एक बार बोलना शुरू कर देते हैं, तो फिर चुप होने का नाम ही नहीं लेते। एक बार एक महान् दार्शनिक से उसकी पत्नी ने बड़ी खुशी से कहा, ''देखो–देखो, हमारा बच्चा बोल रहा है।'' यह सुनकर उस दार्शनिक ने कहा, ''इनसान की सबसे बड़ी गलती यही है कि वह बोलना तो बहुत जल्दी सीख लेता है, लेकिन चुप रहना बहुत देर बाद सीखता है।'' इसी तरह बहुत सारे वक्ता भी जब मंच पर चढ़ जाते हैं, तो न तो समय सीमा का ध्यान रखते हैं और न ही श्रोताओं की रुचि का। इसी को देखते हुए मैं भाषण को छोटा तथा प्रभावशाली बनाने की तकनीकों को विस्तार से समझाने जा रहा हूं।

समय का ध्यान रखें

अगर आप एक सफल वक्ता बनना चाहते हैं, तो आपको कम बोलने और अधिक सुनने की आदत डालनी होगी। जब हम जनता के सामने भाषण देते हैं, तो हमें समय सीमा में रहकर ही देना चाहिए। यदि संभव हो, तो समय सीमा में कटौती कर देना चाहिए। आज से चौदह वर्ष पूर्व मुझे यह सलाह दी गई थी और मैं समझता हूं कि सफल वक्ता बनने के इच्छुक हर व्यक्ति के लिए यह बेहतरीन सलाह है। जब कभी आपको कोई निश्चित समय न देकर भाषण देने के लिए कहा जाए, तो भी आप भाषण को अधिक लंबा न खींचें। लेकिन यदि आपको आधे घंटे का समय दिया जाए, तो 25 मिनट में ही भाषण समाप्त कर दें। अगर हम यह सोचते हैं कि लगातार, देर तक बोलकर भी श्रोताओं की रुचि को कायम रख सकेंगे, तो हमारा ऐसा सोचना बेवकूफी के सिवा और कुछ भी नहीं है। लंबा भाषण नीरसता पैदा कर

सकता है, लेकिन छोटा भाषण हमेशा ही रोचक होता है। अगर संभव हो, तो अपने सामने घड़ी अवश्य रखें। अगर आपका भाषण दस मिनट का बचा हो तथा आपके पास समय केवल पांच मिनट का है, तो आपको तुरन्त अपना भाषण समाप्ति की ओर ले जाना चाहिए। यदि सामने घड़ी रखना पसंद नहीं करते, तो आप आयोजक को बता दें कि समय पूरा होने से कुछ मिनट पहले वह इसकी सूचना किसी तरह आपको दे दें। अगर आपको 40-50 मिनट का लंबा भाषण देना पड़े, तो लगातार बोलते रहने के बजाय अपने विषय से संबंधित कुछ चाक्षुष सहायक सामग्री (Visual Aids) लेकर जाएं। इनका सहारा लेकर आप श्रोताओं की रुचि को बरकरार रख सकते हैं।

श्रोताओं की गतिविधियों पर नजर रखें

एक अच्छा वक्ता हमेशा भाषण देने की कोशिश करता है, लेकिन वह हर बार एक प्रभावशाली भाषण दे सके ऐसा निश्चित नहीं है। हालांकि हमारी हमेशा यही कोशिश रहती है कि भाषण रोचक तथा प्रभावशाली हो, लेकिन कई बार समय की कमी के कारण योजनाबद्ध रूप से विषय की तैयारी नहीं हो पाती, या फिर कई बार कुछ लंबे अनुच्छेद भी शामिल करने पड़ते हैं, जो इतने रुचिकर नहीं होते, जितने होने चाहिए। अपने भाषण की सफलता का अंदाजा आप श्रोताओं का चेहरा देखकर लगा सकते हैं। मैं यहां कुछ और तरीके भी बता रहा हूं, जिनसे आपको पता चल जाएगा कि श्रोता ऊब रहा है या ऊब चुका है–

1. अगर श्रोता एक या दो उबासी लेता है, तो चल सकता है, लेकिन अगर वो पांच–छः उबासियां ले ले, तो इसका अर्थ है कि आपके भाषण की रोचकता खत्म हो चुकी है तथा श्रोता ऊब चुका है।

2. जब आपके श्रोता छत की तरफ देखने लगें, या फिर बार–बार चेहरे या बालों में हाथ घुमाने लगें, तो इसका अर्थ है कि वे कुछ और ऊब गए हैं।

3. जब श्रोता आपस में बातें करने लग जाएं, तो इसका अर्थ है कि वे ऊब चुके हैं। उनकी रुचि निरंतर घटती जा रही है।

4. जब श्रोता बार–बार अपनी घड़ी को देखने लगें, तो इसका अर्थ है कि आपको झेलना उनके वश से बाहर होता जा रहा है।

5. यदि श्रोताओं का सभास्थल से खिसकना आरंभ हो जाए, तो समझिए उनका धैर्य जवाब दे चुका है।

जब भी आपको ऐसा दिखाई दे, तो तुरन्त अपने भाषण को समेट कर समाप्ति की ओर ले जाएं।

भाषण देते समय श्रोताओं से नज़रें मिलाए रखें। ऐसा न करने से उनके मन में शंका उठने लगती है कि आप में हताशा की कमी और संकोच भरा है। इस कारण वह आपसे प्रभावित नहीं होगा।

बहुमूल्य सलाह

अगर आप एक सफल भाषण देना चाहते हैं, तो उसे एक कागज पर लिख लें। क्या आपके भाषण में रोचकता है? यदि नहीं, तो इसमें कुछ–कुछ दूरी के पश्चात रोचक बातों को डालें। अगर आप पंद्रह मिनट का भाषण दे रहे हैं, तो हर पांच मिनट के अंतराल के बाद कोई रोचक बात अवश्य बतानी चाहिए, ताकि श्रोताओं का ध्यान आपकी ओर लगा रहे तथा वे उबासी न लेने लगें। भाषण को लगातार रोचक बनाए रखें। उसमें दंतकथाओं, प्रसंगों तथा विनोद–भरी बातें डालें तथा भाषण को छोटा रखने की कोशिश करें। अगर आप इन सब बातों का ध्यान रखेंगे, तो सफलता निश्चित है।

सकारात्मक उत्तर लें

जब भी आप अपने श्रोताओं से भाषण के दौरान कुछ पूछते हैं, तो आपका पूछने का अंदाज ऐसा होना चाहिए कि श्रोता सकारात्मक, यानी हां में ही उत्तर दें। एक सफल वक्ता श्रोताओं से हमेशा इसी तरह के प्रश्न पूछेगा कि उन्हें हां में ही उत्तर देना पड़े। इन सकारात्मक उत्तरों का वक्ता पर मनोवैज्ञानिक प्रभाव पड़ता है। उसे लगता है कि सभी श्रोता उसके साथ हैं तथा उससे सहमत हैं। इससे उसका हौसला तथा जोश भी कई गुना बढ़ जाता है, लेकिन जब श्रोता नहीं में उत्तर दे, तो उसका पूरा शरीर, चेहरा तथा मन सभी मना कर रहे होते हैं। चाहे उसका नहीं कहना ही आपके प्रश्न का उत्तर हो। हालांकि यह एक–आध मिनट के लिए ही होता है, लेकिन फिर भी वक्ता पर इसका काफी प्रभाव पड़ता है। नहीं के रूप में सही उत्तर मिलने पर भी उसको श्रोताओं के नकारात्मक हिलते हुए सिर देखकर ऐसा लगता है, मानो वे उससे सहमत न हों। इससे वक्ता बेहद विचलित हो उठता है। अतः मैं आपको यही सलाह देता हूं कि श्रोताओं से कभी भी ऐसे प्रश्न न पूछें, जिनका उत्तर नहीं में हो।

अपना उदाहरण दें

भाषण के दौरान यदि आप किसी और की कहानी सुनाते हों, तो वह न तो इतनी सजीव होगी और न ही इतनी प्रभावशाली, जितनी कि आपकी अपनी जिन्दगी की कहानी। अगर आप श्रोताओं को अपने साथ घटित घटना का उदाहरण देंगे तो इसमें वास्तविकता होगी। यह मानी हुई बात है कि विशिष्ट व्यक्तियों की जीवन कथाओं में लोगों की रुचि बहुत अधिक होती है। उनकी दृष्टि में आप भी विशिष्ट हैं, क्योंकि भाषण देने के लिए विशिष्ट व्यक्तियों को ही आमंत्रित किया जाता है। श्रोता इसे बड़े ध्यान से सुनेंगे। अतः भाषण के दौरान श्रोताओं को विषय संबंधी अपने जीवन की ऐसी घटना के बारे में अवश्य बताएं, जिसने आपके जीवन में काफी बदलाव ला दिया हो। मनोवैज्ञानिकों के अनुसार हम केवल दो तरीकों से सीखते हैं, प्रभाव तथा अभ्यास से। अतः इसका सम्मिश्रण अत्यावश्यक है।

कई बार हम किसी के व्यक्तित्व या अपने साथ घटित घटना से इतने प्रभावित हो जाते हैं कि अपने अंदर बदलाव लाना चाहते हैं। हम सबके पास इसके अनुभव होते हैं। हमें इसके लिए इधर–उधर भटकने की जरूरत नहीं होती, क्योंकि ये हमारे अवचेतना में मौजूद होते हैं। जब भी आप श्रोताओं को इस तरह के उदाहरण दें, तो इसे ऐसे सजीव अंदाज में पेश करें कि श्रोताओं पर भी बिलकुल वैसा ही प्रभाव पड़े, जितना वास्तविक घटना के समय आपके ऊपर पड़ा था। श्रोता निश्चय ही इसे काफी ध्यान से सुनेंगे तथा इसे अपने जीवन में अपनाने को मजबूर हो जाएंगे।

एक ही विषय पर बहुत सारे एक जैसे उदाहरण सुनना ही अभ्यास है। अभ्यास करके मूर्ख भी बुद्धिमान बन जाता है। हम भी सुन–सुनकर अपने अंदर बदलाव लाने की सोचते हैं तथा नया सीखने की प्रव त्ति गहरी होती चली जाती है।

भाषण के दौरान आपके साथ या सामने घटी किसी घटना का उदाहरण देना काफी असरकारक हो सकता है। हो सकता है कि आपके साथ कोई घटना कुछ क्षण के लिए ही घटी हो, लेकिन कुछ क्षण की घटना ही कई

बार हमें कभी न भूलने वाला सबक सिखा जाती है या फिर हमारा जीवन ही बदल डालती है। स्वयं मेरे साथ भी ऐसा हो चुका है। मैं स्कूल में 12वीं कक्षा का छात्र था। हालांकि लेखन में मेरी रुचि नहीं थी, लेकिन एक बार मैंने अपने विचार एक छोटे लेख के रूप में लिखकर अपने एक मित्र को दिखाए। तभी पास खड़ी एक लड़की ने इतना तीखा व्यंग्य किया कि वह मेरे ह्रदय में बिंधता चला गया। इस व्यंग्य का मेरे ऊपर इतना प्रभाव पड़ा कि मैं तब तक आराम से नहीं बैठा, जब तक कि एक मशहूर दैनिक–पत्र के मुखपृष्ठ पर मेरा एक लेख प्रकाशित नहीं हो गया। आज भारत का शायद ही कोई ऐसा अखबार हो, जिसमें मेरी रचनाएं प्रकाशित न हुई हों। हालांकि मैंने कड़ी मेहनत की, लेकिन अगर वह लड़की न आती, तो शायद मैं लेखन जगत में न आता।

एक व्यक्ति भाषण सुनते ही अपने रसोईघर में एक छोटा अग्निशामक सिलेंडर ले आया, क्योंकि वक्ता ने अपने भाषण में एक भयानक अग्निकाण्ड का उदाहरण दिया था, जो रसोईघर से ही शुरू हुई थी। एक बार एक वक्ता ने दिवाली के त्योहार से एक सप्ताह पहले सजीव चित्रण के साथ भाषण दिया कि किस तरह पटाखों की फटने की आवाज़ मासूम बच्चों को जिन्दगी–भर के लिए बहरा या अंधा बना सकती है तथा उनके हाथ–पैर भी जल सकते हैं। इस भाषण का इतना असर हुआ कि दुकानदारों के पटाखे आधे भी नहीं बिक पाए। जहां पटाखे छूटे भी वहां–वहां मां–बाप ने बच्चों का ध्यान रखा, इससे एक भी बच्चा घायल नहीं हुआ।

यदि आप अपने भाषण की शुरुआत उदाहरण से करते हैं, तो काफी रोचक होगा तथा जनता इसे ध्यान लगाकर सुनेगी। अधिकांश वक्ता भाषण की शुरुआत में अपने श्रोताओं का ध्यान आकर्षित करने में विफल रहते हैं, क्योंकि वे भाषण की शुरुआत करने के घिसे–पिटे तरीकों का ही इस्तेमाल करते हैं, जिन्हें श्रोता पहले भी कई बार सुन चुका होता है। कुछ लोग भाषण के प्रारम्भ में ही कह देते हैं कि मैं ज्यादा अच्छा वक्ता नहीं हूं। कुछ इसी पर बोलना शुरू कर देते हैं कि उन्होंने विषय का चुनाव कैसे किया और कुछ तो यहां तक कह बैठते हैं कि उन्होंने भाषण की तैयारी ठीक से नहीं की। यह नकारात्मक तरीका आपको सफल नहीं बना सकता। कुछ लोग भाषण को बिना जोश के चर्च के पादरी की तरह बोले चले जाते हैं। यदि आप एक छोटा एवं प्रभावशाली भाषण देना चाहते हैं, तो आपको इन सब बातों से बचना होगा।

अपने शहर में बिकने वाले सबसे मशहूर समाचार पत्र की किसी एक प्रभावशाली पंक्ति से भी आप भाषण की शुरुआत कर सकते हैं। इसी के साथ अगर अपने उदाहरण को भी जोड़ दें, तो श्रोता वर्ग आपकी ओर तुरन्त आकर्षित हो जाएगा तथा आपके विचारों को ध्यान से सुनेगा। शुरुआत करने के कुछ और भी तरीके हैं, जो तुरन्त ध्यान आकर्षित कर सकते हैं, जैसे—

1. कल शाम जब हम सिनेमा देखने जा रहे थे, तो.....।

2. पिछले अप्रैल में जब मैं मोटरसाइकल पर अहमदाबाद से मुंबई जा रहा था, तो.....।

3. मैंने बातें करते हुए जैसे ही सिर ऊपर उठाया, तो देखा.....।

4. पिछले सप्ताह जब मैं झील में मछली पकड़ रहा था.....।

5. मेरे घर का दरवाजा पूरे जोर से खुला और नौकर अंदर   आते ही.....।

अपने भाषण की शुरुआत आप किसी मुहावरे आदि से भी कर सकते हैं। विषय संबंधी सारे कब, क्यों, कहां, किसने, कैसे आदि का उत्तर देते हुए भी एक अच्छी शुरुआत हो सकती है। आपने देखा होगा कि कहानी सुनाते समय जैसे ही बच्चों के सामने बोलते हैं कि 'बहुत समय पहले की बात है। एक बार एक.....' तो बच्चों की उत्सुकता इतनी बढ़ जाती है कि वे खाना–पीना, सोना सब छोड़कर कहानी सुनते हुए उसी में डूब जाते हैं। हमें भी अपने भाषण में ऐसी ही रोचक शुरुआत करनी है, ताकि श्रोताओं को तुरन्त आकर्षित कर सकें।

किसी भी घटना के बारे में कोई भी सूचना रोचक नहीं हो सकती । न ही कोई फिल्म जो सारी बेकार जानकारियों से भरी हो, सफल हो सकती है। इसी तरह अनाप–शनाप ढेर सारी जानकारियां या विषय से हटकर अन्य जानकारियां भी भाषण को बोरियत से भर सकती हैं। अतः केवल उन्हीं जानकारियों को चुनें, जो महत्त्वपूर्ण हों, विषय से संबंधित हों तथा रोचक भी हों। अगर आप स्केटिंग करने वाले खिलाड़ियों को यह संदेश देना चाहते हों कि स्केटिंग करने से पहले अपने स्केट्स को अच्छी तरह से जांच लो, तो आपको उन्हें अपना उदाहरण देते हुए यह भी बताना पड़ेगा कि आपके स्केट्स बिना जांच किए निकल गए और एक पहिया निकल जाने के कारण आप मरते–मरते बचे। सुनते ही हर स्केट्स चलाने वाला इसे अपने दिमाग

में बैठा लेगा तथा स्केटिंग करने से पहले हमेशा अपने स्केट्स की जांच–परख करेगा।

पूरी जानकारी देकर सजीव चित्रण करते हुए घटना को इस तरह से बयान करें, जैसे यह अभी घट रही हो। अगर आप श्रोताओं को यह बताते हैं कि पिछले सप्ताह मेरे स्केट्स का एक पहिया निकल गया और मैं कार के नीचे आते–आते बचा, तो इसमें कोई भी श्रोता रुचि नहीं दिखाएगा। अगर आप प्रभावशाली शब्दों का सहारा लेते हुए चित्रण करते हैं कि मैं स्केट्स पहनकर तेज गति से कार के साथ–साथ जा रहा था कि अचानक स्केट्स का एक पहिया निकल गया और मैं संतुलन खो बैठा तथा गिरकर काफी दूर तक घिसटता ही चला गया। जैसे ही मैं गिरा, कार मेरे सिर के पास से पूरी गति के साथ निकल गई। घबराहट के कारण मैं कुछ देर तक आंखें बंद करके सड़क पर ही पड़ा रहा।

इस प्रकार आप घटना का वर्णन करेंगे, तो श्रोता हर हाल में बड़े ध्यान से सुनेंगे। उदाहरण इस प्रकार देने से श्रोताओं को लगता है कि यह घटना उनके साथ ही घटी है। ऐसा अनुभव करा पाना ही वक्ता का उद्देश्य होता है। अच्छा वक्ता यही चाहता है कि जो उसने देखा है, वह श्रोताओं को भी दिखाए, जो सुना है, उसे सुनाए तथा जो उसने स्वयं अनुभव किया है, श्रोता भी वैसा ही अनुभव करने लगें।

श्रोताओं को एकदम स्पष्ट कर दें कि आप उन्हें क्या समझाना चाहते हैं। लोग वही करेंगे, जो उन्हें आसानी से समझ में आएगा। अतः भाषण देने से पहले स्वयं से यह पूछ लें कि आप श्रोताओं से क्या उम्मीद करते हैं। संभव हो, तो मुख्य बातों को संक्षिप्त में अपने पास लिखकर रख लें। भाषण को एकदम सरल और साफ रखें, लेकिन हर पंक्ति का श्रोताओं पर असर पड़ना चाहिए। बातों को एकदम सीधा एवं सपाट न बोलकर उन्हें थोड़ा आकर्षक अंदाज में बोलें। अगर आप कहते हैं कि अपने दादा–दादी का ध्यान रखा करो, तो यह एक साधारण बात हुई, लेकिन अगर आप इसी बात को इस तरह कहेंगे कि कभी–कभी अपने दादा–दादी को घुमाने ले जाया करो, तो इस बात का ज्यादा अच्छा प्रभाव पड़ेगा। आप चाहते हैं कि आपके श्रोता नामों को याद रखने की क्षमता को उन्नत करें, तो आपको ऐसे नहीं कहना चाहिए कि नामों को याद रखने के लिए अपनी स्मरण शक्ति बढ़ाओ, बल्कि यह कहें कि जिस

भी अजनबी से आप मिलें, तो उसके नाम को पांच–छः बार दोहराएं। आप अपने भाषण के दौरान पूछे गए प्रश्नों का सही जवाब देने वाले श्रोताओं को कुछ उपहार आदि दें या देने की घोषणा करें, तो लोग आपके भाषण को काफी ध्यान से सुनेंगे तथा आपकी बताई नसीहतों पर अमल भी करेंगे।

जब भी आप भाषण दें, तो एक बात का ध्यान रखें कि आपके और श्रोताओं के बीच कोई दूरी नहीं होनी चाहिए। यदि आप देखें कि दूरी अधिक है, तो उनके समीप चले जाना चाहिए। अगर आप मंच पर खड़े होकर भाषण देने की तैयारी में हों तथा देखें कि आगे की चार पंक्तियों की कुर्सियों पर कोई नहीं बैठा है, तो सबसे पीछे की चार पंक्तियों के श्रोताओं को आगे आने के लिए कहें। आप जितना श्रोताओं के नजदीक रहेंगे, श्रोता उतना ही अच्छी तरह से आपके विचारों को सुनेंगे। श्रोताओं को आगे बुलाने के लिए आप व्यवस्थापक की मदद ले सकते हैं।

एक अच्छे वक्ता को अपने भाषण में हमेशा ही सरल भाषा का प्रयोग करना चाहिए। भाषा ऐसी हो, जिसे श्रोता आसानी से समझ सके। हो सकता है कि आपके पास अथाह ज्ञान हो, लेकिन अगर आप अपने प्रभाव को जमाने के लिए या अपनी योग्यता दर्शाने के लिए जटिल भाषा का प्रयोग करेंगे, तो श्रोता ऊब जाएंगे। मैंने एक ऐसे वक्ता को देखा, जो हवा भरने वाले पम्प को 'पवन ठूसक यंत्र', साइकिल को 'द्विचक्र वाहिनी' तथा रेलगाड़ी को 'लौहपथ गामिनी' बोल रहा था। जब तक श्रोता उसके शब्दों को समझने के योग्य होते, वह भाषण की चार–पांच पंक्तियों को बोल चुके होते। इससे श्रोता इतने चिढ़ गए कि उन्होंने भाषण के बीच हुड़दंग मचाना शुरू कर दिया। कुर्सियां उठाकर पटक दीं। वक्ता को अपना भाषण बीच में ही छोड़कर भागना पड़ा। अतः आपके पास चाहे जितने जटिल शब्द क्यों न हों, श्रोताओं को सरल तथा रोचक में ही अपने विचारों से अवगत कराएं। महान् व्यक्तियों के कथनों, मशहूर शायरों के शेरों तथा श्रेष्ठ कवियों की पंक्तियों को भाषण में शामिल करके अपने भाषण को खूबसूरत रंगत दे सकते हैं।

भाषण के दौरान यदि संभव हो, तो इधर–उधर न घूमें। एक ही जगह पर

खड़े होकर भाषण देने से अच्छा प्रभाव पड़ता है। विश्व-भर के महान् वक्ता एक ही जगह खड़े होकर भाषण देते थे, लेकिन एक जगह चिपके रहने का अर्थ यह नहीं है कि आप अपने शरीर को जरा भी नहीं हिलाएं। यह सही है कि आपका शरीर तना हुआ होना चाहिए, लेकिन इसमें अकड़न नहीं हो, क्योंकि अगर आप अकड़कर रहेंगे, तो बहुत जल्दी थक जाएंगे तथा प्रभावशाली भाषण नहीं दे पाएंगे। वक्ता यदि ज्यादा देर तक अकड़कर रहेगा, तो उसकी पीठ तथा कंधों में दर्द होना शुरू हो जाएगा तथा चेहरे के भाव भी बदल जाएंगे। तब श्रोताओं का ध्यान एकदम आपके चेहरे के बदले हुए भावों की ओर चला जाएगा। इसका मनोवैज्ञानिक असर यह होगा कि श्रोता आपको कमज़ोर समझने लगेंगे कि भाषण देने में आपको बहुत कष्ट उठाना पड़ रहा है। इससे वह सोचने लगेगा कि जैसे आप में योग्यता ही नहीं है।

जब आप भाषण देते हैं, तो आपके भाव आपके चेहरे पर भी आने चाहिए। एक वक्ता जब दुःखदायी घटना का वर्णन करता है, तो दुःख तथा उदासी के भाव चेहरे पर भी आने चाहिए। जब कोई व्यक्ति जोशीला भाषण देता है, तो उसे मेज पर हाथ मारकर भाव व्यक्त करने चाहिए। एक मुद्रा में काफी देर तक खड़े रहना भी अच्छा नहीं रहता। अगर कोई वक्ता पूरे भाषण में हाथ ही उठाता रहे, तो यह भी ठीक नहीं है। भावनात्मक भाषण अच्छा लगता है, लेकिन जब भावनाएं दिखावटीपन के साथ मिल जाएं, तो जनता ऊबने लगती है।

भाषण देने से पहले आप स्वयं को अपने विचारों से सहमत कर लें। अगर आपके विचार कुछ और हैं, लेकिन आपको मजबूरी में कुछ और बोलने के लिए कहा जा रहा है, तो बेहतर होगा कि ऐसा भाषण न दें, क्योंकि इससे आपकी अभिव्यक्ति में वास्तविकता नहीं आ सकती। ऐसा भाषण देने से आपका तथा जनता का समय खराब होगा।

आपकी छवि भी श्रोता के मन में अच्छी नहीं बन पाएगी। एक बार एक स्कूल में भाषण प्रतियोगिता आयोजित की गई। मुझे निर्णायक मंडल में बैठने को कहा गया। मैंने देखा कि दसवीं कक्षा का एक छात्र घबराया हुआ मंच

पर आया तथा 'राष्ट्रनिर्माण में नेहरू के योगदान' पर भाषण देने लगा। उसने पहले मुख्य अतिथि, निर्णायक मंडल तथा श्रोताओं को संबोधित करते हुए अपना विषय बताया, उसके बाद भाषण आरम्भ कर दिया। उसकी शुरुआत कुछ इस प्रकार थी—बच्चों के चाचा, युवकों के सहचर, शांति के दूत, पंचशील के अधिष्ठाता, स्वतन्त्रता के दीवाने और देश के परवाने, यह थे पण्डित जवाहरलाल नेहरू। लार्ड माउंट बेटन ने जिसके बारे में कहा था, मैंने इससे बड़ा राजनीतिज्ञ नहीं देखा। ... इतना बोलकर वह अपना भाषण भूल गया। उसने दो—तीन बार कुछ शब्दों को दोहराया और फिर जय—हिन्द बोलकर मंच से भाग गया। दरअसल वह भाषण उसने स्वयं तैयार नहीं किया था, लिखे—लिखाए को रट लिया था। जैसे ही मंच पर पहुंचा, पहले पैरे के बाद उसका दिमाग बिलकुल खाली हो गया। यह मनोवैज्ञानिक दवाब घबराहट के कारण होता है, जो असफलता की निशानी है। मैं आपको एक सलाह देना चाहूंगा कि भाषण को कभी याद न करें। हां, कुछ शीर्ष पंक्तियों को याद कर सकते हैं। अगर चाहें, तो इन शीर्ष पंक्तियों तथा भाषण संबंधी आंकड़ों को एक कागज पर लिखकर भी ले जा सकते हैं, लेकिन कभी भी एक से अधिक कागज लेकर न जाएं। रटने की जगह भाषण को कई बार पढ़ना और उसे जेहन में अच्छी तरह बैठा लेना चाहिए।

भाषण के लिए अच्छा मसौदा तैयार करना मेहनत का काम है, लेकिन इसे रोचक अंदाज में जनता के सामने पेश करना एक कला है। जब वक्ता इस कला में माहिर हो जाता है, तो उसका विषय चाहे रोचक न भी हो, वह इसे इस अंदाज में पेश करता है कि जनता उसे सुनते हुए बिलकुल भी नहीं ऊबती। श्रोता केवल तभी ऊबता है, जब आपको ठीक से सुन नहीं पाता या फिर आपकी बातें उसकी समझ में नहीं आतीं। अनेक वक्ताओं की आवाज बहुत पतली होती है तथा कुछ की बीच में फट जाती है। हालांकि एक सामान्य आकार के कमरे में ऐसे वक्ता ठीक से भाषण दे लेते हैं, लेकिन यदि कमरा थोड़ा—सा बड़ा हो, तो माइक्रोफोन का इस्तेमाल करना पड़ता है। वैसे कमरे में माइक्रोफोन का इस्तेमाल करना अच्छा नहीं रहता, फिर भी जो समझते हैं कि उनकी आवाज तेज तथा प्रभावशाली नहीं है, तो उन्हें ऐसे मौके पर माइक्रोफोन का इस्तेमाल अवश्य करना चाहिए।

आपको कभी किसी ने यह बताया ही नहीं कि भाषण देते वक्त आप

धीरे–धीरे बुदबुदाते भी हैं, जो किसी की समझ में नहीं आता। धीमे बोलने या पतली आवाज़ से भी सुनने में बाधा होती है। अगर आप यह जानना चाहते हैं कि आपकी आवाज कैसी है और कहां तक सुनाई देती है, तो अपने किसी मित्र की सहायता लेनी चाहिए। अपने मित्र को कुछ दूरी पर खड़ा करके उसे यह बता दें कि वह जो भी निर्णय दे, बिलकुल ईमानदारी से दे। अगर वह कहता है कि उसे सबकुछ सुनाई दे रहा है, तो अच्छी बात है, लेकिन वह कहता है कि आप क्या बोल रहे हैं, समझ नहीं आ रहा, तो आपको अपनी आवाज को सुधारना होगा।

–प्रकार

धीमी आवाज में बुदबुदाने तथा कांपते स्वर में भाषण देने वाले वक्ताओं की आवाज को सुधारना आसान कार्य नहीं है, लेकिन असंभव भी नहीं है। किसी ने कहा कि 'तूफ़ां भी राह बदल लेते हैं, इनसां अगर हिम्मत न हारे।' यह बात बिलकुल सही भी है। यदि आपको लगता है कि कमरे या हॉल के सभी श्रोता आपको ठीक से नहीं सुन पा रहे हैं, तो यह सोचकर भाषण दें कि सबसे पीछे खड़े या बैठे श्रोताओं को भी सुनाना चाहते हैं। यदि आप उन्हें अपना भाषण सुनाने में सफल हो जाते हैं, तो आपकी सारी चिन्ताएं मिट जाएंगी। हर व्यक्ति के बोलने का अपना अलग अंदाज होता है तथा हर कोई आकाशवाणी के उद्‌घोषक की तरह बोल भी नहीं सकता। अगर आपको लगता है कि आपकी आवाज साफ नहीं है, तो इसके लिए कड़ा अभ्यास करना चाहिए। कोई मित्र सही निर्णय नहीं दे पाए, तो टेपरिकॉर्डर ऑन करके एक से दस तक तेज आवाज़ में किन्तु धीरे–धीरे गिनती करें। दस पर पहुंचने के बाद एक तक उलटी गिनती करें। अब आप रिकार्ड की हुई अपनी आवाज को सुनें। आपको अपने उच्चारण में गलतियों का स्वयं पता चल जाएगा। इसी तरह चार–पांच बार अभ्यास करने से आपकी आवाज में काफी सुधार होगा।

इस किताब को पढ़ने तथा इसमें दी गई तकनीकों को अपनाने के साथ–साथ यदि आप देश के महान् वक्ताओं के भाषण भी सुनें, तो इससे आपको काफी फायदा होगा, क्योंकि बहुत सारे वक्ता भाषण का अर्थ न समझकर उसे किसी दूसरी ही धुन में बोले चले जाते हैं। एक बार एक वक्ता भाषण देने के लिए आया। उसमें घबराहट बिलकुल नहीं थी, लेकिन उसे मालूम ही नहीं था कि भाषण किस तरह दिया जाता है। जैसे ही उसने भाषण देना शुरू किया, तो लोगों ने घंटियां बजाना शुरू कर दीं। लोगों को ऐसा आभास हुआ मानो वह आरती सुन रहे हों। उस वक्ता को बड़ा दुख हुआ तथा क्रोध भी आया। उसने चिल्लाकर कहा कि इस बार तो तुम घंटियां बजा रहे हो, अगली बार जब मैं आऊंगा, तो तालियां और मेजें बजाओगे। वह व्यक्ति जंगल में चला गया और कई दिन तक अभ्यास करता रहा। जब उसे विश्वास हो गया कि अब वह एक अच्छा भाषण दे सकता है, तो मंच पर आया और भाषण देना आरम्भ कर दिया। इस बार उसने इतने सजीव एवं प्रभावशाली अंदाज में भाषण दिया कि लोग पूरे भाषण के दौरान मेजें पीटते रहे। जब तक आप जीत को लक्ष्य न बना लें, कोई भी तकनीक आपकी मदद नहीं कर सकती। अतः आप सच्ची लगन से अपने उद्देश्य को प्राप्त करने में डट जाएं। अगर आप थोड़ा–सा ध्यान देकर अपने उद्देश्य में कामयाब होना चाहते हैं, तो यह आपकी मात्र एक बेवकूफी है। सफल वक्ता बनने के लिए अपनी सारी शक्ति अपने उद्देश्य में केंद्रित करके प्रयत्न करना होगा। सफलता बहुत अच्छी लगती है, लेकिन इसे प्राप्त करने के लिए काफी पसीना भी बहाना पड़ता है।

आपने 'बाथरूम सिंगर' शब्द कई बार सुना होगा। दरअसल हर मशहूर गायक शुरू में 'बाथरूम सिंगर' ही था। कोई भी व्यक्ति जन्म से कलाकार नहीं होता। अभ्यास करने से ही अपने क्षेत्र में सफल होता है। मैं यहां आपको यह बताना चाहता हूं कि बाथरूम में केवल गायक ही नहीं बनते, बल्कि सफल वक्ता भी बनते हैं। जब आप नहाते समय कुछ बोलेंगे, तो लगेगा कि आपकी आवाज प्रभावशाली है तथा उसमें एक गूंज है। अगर कुछ एक वाक्यों का अभ्यास करें, तो गले के स्वर–तंतुओं को मजबूती मिलेगी। धीरे–धीरे प्रभावशाली आवाज निकालना आपकी आदत बन जाएगी।

आप किसी खुली जगह पर जाकर भी इसका अभ्यास कर सकते हैं। भाषण को जोर-जोर से पढ़ने में शुरू में तो तकलीफ होगी। इससे आपके स्वर-तंतुओं में सूजन भी आ सकती है, लेकिन यह सब थोड़ी देर के लिए ही होता है। अगर आप ऊंची आवाज में अभ्यास करेंगे, तो जब आपको भाषण के दौरान जोर से बोलना पड़ेगा। तब न तो आपकी आवाज फटेगी और न ही बार-बार गला साफ करने की जरूरत पड़ेगी। आपने सेना के कमांडरों की आवाज सुनी होगी। बिना माइक्रोफोन के भी उनकी साफ तथा तेज आवाज को काफी दूर तक सुना जा सकता है। वह आवाज बचपन से ही ऐसी नहीं होती, बल्कि लगातार अभ्यास करके अपनी आवाज को तेज, साफ तथा प्रभावशाली बना लेते हैं। इसका अभ्यास करने के लिए रात को दो-दो बजे तक परेड ग्राउंड में चिल्लाते रहते हैं। जब गले से आवाज़ निकलना बंद हो जाती है, तो नमकीन पानी से स्वर-तंतुओं को राहत देकर फिर अभ्यास में डट जाते हैं। इस तरह कई दिनों तक अभ्यास करने के बाद अपनी आवाज़ को प्रभावशाली बना पाते हैं।

भाषण के दौरान यदि वक्ता एक ही धुन में बोलता रहे, तो भी श्रोता ऊब जाता है। अगर आप उस वक्ता की तरह नीरस नहीं बनना चाहते, तो अपने भीतर कुछ बदलाव लाना पड़ेगा। एक अच्छे वक्ता को कुछ-कुछ समय बाद अपनी आवाज की धुन तथा उसके स्तर में परिवर्तन करते रहना चाहिए। भाषण के दौरान कई बार आपको धीरे बोलना पड़ेगा, कई बार दबाव डालकर बोलना पड़ेगा तथा कई बार जोर से चिल्लाना भी पड़ेगा। पूरे भाषण के दौरान कभी आवाज धीमी तथा कभी ऊंची होनी चाहिए। कभी उदासी के फीके रंग तथा कभी हंसी की खिलखिलाहट भाषण में शामिल करके श्रोताओं को ऊबने से बचाया जा सकता है। आप अपने घर में पत्नी और बच्चों के सामने कोई शिक्षाप्रद या कोई हास्य-कथा पढ़कर अपना अभ्यास कर सकते हैं। इस दौरान आप किताब को जोर-जोर से पढ़ें। कुछ अनुच्छेदों को कम गति से पढ़ें तथा कुछ को तेज-तेज। कहानी में दिए गए भावों को व्यक्त करने के लिए अपनी आवाज में भी उतार चढ़ाव लाएं। एक अच्छे वक्ता को कई स्थानों पर समझाने वाले अंदाज में पढ़ना चाहिए। इसे समझने के लिए आप इन वाक्यों को पढ़ें तथा अनुभव करें कि आपके बोलने में किस तरह के उतार-चढ़ाव तथा अन्य बदलाव आएंगे—

1. नहीं, मैं ऐसा नहीं कर सकता।

2. नहीं, क्या वह सचमुच भाग गई?

3. नहीं, मैं इतना बड़ा आदमी नहीं हूं।

4. नहीं, मैं इसका अवश्य बदला लूंगा।

5. नहीं, तुम ऐसा नहीं कर सकते।

इन वाक्यों को पढ़कर आपको पता चल गया होगा कि एक अच्छे वक्ता को अपने भाषण के सुरों में बदलाव लाते रहना चाहिए, उसे भाषण की गति को कम–ज्यादा करते रहना चाहिए, भाषण में उतार–चढ़ावों को समझना तथा इस्तेमाल करना चाहिए।

आपने रामायण की कहानी पढ़ी या सुनी होगी। आपको मालूम होगा कि हनुमान के पास अथाह शक्ति थी, लेकिन उन्हें इसका ज्ञान नहीं था। जब जामवंत ने उस भीतरी शक्ति से उन्हें अवगत कराया, तो पता चला कि उनके पास इतनी शक्ति है कि पहाड़ उठा सकते हैं, हवा में उड़ सकते हैं। हर व्यक्ति के अंदर इस तरह की शक्ति विद्यमान रहती है, लेकिन हम उसे पहचान नहीं पाते, उसका उपयोग नहीं कर पाते। आप अगर अपने बचपन को याद करें, तो आपको याद आएगा कि न जाने कितनी ही बार किसी कुर्सी या सीढ़ी पर चढ़कर आपने भाषण के अंदाज में बोलने की कोशिश की होगी। उस समय न तो आपको डर लगा होगा और न ही आपके शब्द कांपे होंगे, बल्कि इससे आपको आनन्द ही मिला होगा। क्या आपने कभी अपने आप से पूछा होगा कि जब बचपन में आप इतने अच्छे तथा वास्तविक अंदाज में बोल सकते थे, तो आज यानी इतने साल बाद तो आपको दुनिया का सबसे अच्छा वक्ता होना चाहिए था। हकीकत में ऐसा नहीं है। आप में घबराहट पैदा हो गई है, क्योंकि बचपन की उस कला को आपने संवारने तथा उन्नत करने की कभी कोशिश नहीं की, लेकिन अब भी वक्त है। अगर आप आज ही यह द ढ़ निश्चय कर लें कि दुनिया का सबसे अच्छा वक्ता बनूंगा, तो सफलता अवश्य ही आपके पास आएगी, लेकिन इसके लिए आपको केवल अपना लक्ष्य ही नजर आना चाहिए और दुनिया की सारी चीजें भूलकर संपूर्ण शक्ति को इकट्ठा करके अपने लक्ष्य की प्राप्ति में डट जाना चाहिए।

एक वक्ता जो मंच पर आकर अच्छा प्रदर्शन कर सके, हम सभी उसकी प्रशंसा करते हैं। ऐसा वक्ता अपने विचारों को प्रकट करते समय कभी भी हिचकिचाता नहीं है। वह अपने अद्वितीय, कल्पनात्मक तथा रचनात्मक विचारों को बड़े ही जीवंत अंदाज में पेश करता है। आपने भी ऐसे अनेक वक्ता देखे होंगे, लेकिन आप कभी भी किसी अच्छे वक्ता की नकल करने की कोशिश न करें। मैं समझता हूं कि हर व्यक्ति के अंदर अलग–अलग तरह की खूबियां होती हैं। हो सकता है कि जो गुण, जो खूबियां आप में हैं, वे दूसरे में न हों। अतः किसी दूसरे वक्ता की नकल करने से बेहतर यही होगा कि आप अपने ही गुणों को उन्नत करने की कोशिश करें। हमेशा यह सोचकर चलें कि आप सबसे अलग तथा बेहतर हैं। आप कभी भी उदाहरण देखकर न चलें, बल्कि स्वयं उदाहरण बनने की कोशिश करें।

स्मरण शक्ति बढ़ाएं

मेरे पास कुछ लोगों ने आकर कहा कि हमारी स्मरण शक्ति इतनी अच्छी नहीं है कि हम भाषण को याद रख सकें। मैंने इस समस्या के बारे में काफी अध्ययन किया, कई मानसिक विशेषज्ञों से भी मिला। तथा मानसिक शक्ति अध्ययन केन्द्र के निर्देशक के विचार भी पढ़े। इस खोज के बाद जो तरीके मेरे सामने आए, वे सचमुच प्रभावशाली थे। दरअसल आज हमारे पास इतनी अधिक सुख-सुविधाएं हैं कि हम अपनी स्मरण शक्ति का इस्तेमाल ही नहीं करना चाहते। वास्तव में जब हम कुछ पढ़ते हैं, तो हमारे दिमाग पर इसकी एक छाप सी बन जाती है। इसी विषय को यदि कुछ दिनों बाद हम फिर पढ़ें, तो यह छाप और गहरी हो जाती है। समय निकालकर यदि तीसरी बार पढ़ लिया जाए, तो हमारे दिमाग के न्यूरोनस पर यह छाप इतनी गहरी हो जाती है कि हम जब भी इसे वापस याद करना चाहें, आसानी से याद आ जाएगा। विषय चाहे कोई भी हो, अगर उसे बार-बार दोहराया जाए, तो वह सदा के लिए हमारे दिमाग में बैठ जाता है।

आप चाहें तो अपनी स्मरण शक्ति को अधिक अच्छा बना सकते हैं। मैंने अपने एक मित्र को विचार दोहराने की तकनीक बताई। उसने कुछ दिन तक अभ्यास किया और आकर मुझे बताया कि यह विधि काफी अच्छी साबित हुई। मैं एक बार मुंबई के परमाणु अनुसंधान केन्द्र के एक वैज्ञानिक से मिला। उसकी बातें सुनकर मैं एकदम हैरान हो गया। उस व्यक्ति ने अपने मित्रों तथा कार्यालय के फोन नम्बर तथा कई ऐसी बातें अपने पास लिख रखी थी, जिन्हें हम आसानी से याद कर सकते हैं। उसका मानना था कि जब हम इन्हें लिखकर रख सकते हैं, तो फिर दिमाग की याददाश्त की जगह इनके लिए क्यों खराब करें। हम बहुत सारी छोटी-छोटी अनावश्यक बातों को अपने दिमाग में भर लेते हैं। इससे आवश्यक बातों को पर्याप्त स्थान नहीं

मिलता तथा हम भूल जाते हैं। मानसिक विशेषज्ञ भी उसके इस विवाद से काफी हद तक सहमत हैं। एक बात और भी है कि किसी भी विषय को जब हम याद करते हैं, तो यदि आस–पास का माहौल शांत हो और ताजा हवा बह रही हो, तो इस विषय को जल्दी और आसानी से याद किया जा सकता है। आप ने घर में प्रायः माता–पिता को कहते सुना होगा कि सुबह जल्दी उठ कर पढ़ें, तो ज़्यादा याद होता है। ऐसा इसीलिए होता है, क्योंकि उस समय वातावरण में शोर–शराबा भी नहीं होता है और मौसम भी खुशगवार होता है।

भाषण को याद रखने तथा स्मरण शक्ति बढ़ाने के लिए आप एक और तरीका इस्तेमाल कर सकते हैं। वह है, वस्तुओं को एक झलक देखने तथा फिर उनका वर्णन करने का। इसके लिए आप अपने सामने रखी पंद्रह बीस चीजों पर नज़र डालें, फिर उन्हें ढक लें। अब आप अपनी याददाश्त के बल पर उनके नाम एक कागज़ पर लिखें। दिमाग पर ज़ोर डालकर सोचें कि कोई चीज़ छूट तो नहीं गई। सभी नाम लिखने के बाद उसकी गिनती करें, कपड़ा हटाकर उन वस्तुओं को देखें। आप कितनी वस्तुओं के नाम भूल गए, वह भी लिख लें। प्रतिदिन इसका अभ्यास करने से आपकी स्मरण शक्ति में उल्लेखनीय व द्धि होगी। आप पुरुष हैं, तो सामने से गुजरने वाली लड़की या स्त्री पर नज़र डालें। नज़रों को उससे हटाकर उसके बालों का रंग, आंखों का रंग, बालों की लंबाई, कान के गहने, कपड़ों का रंग, सेंडिल का प्रकार, दुपट्टे का रंग, हाथ की वस्तु इन सब चीजों को कागज़ पर लिख लें, फिर एक नज़र डालकर देखें कि कौन–कौन सी चीजें आप भूले हैं। यह तरीका काफी सफल सिद्ध हुआ है, लेकिन ध्यान रखें, अपनी सुरक्षा आपके ही हाथ में है।

कल्पना शक्ति की मदद लेकर भी आप अपनी स्मरण–शक्ति को बढ़ा सकते हैं। इसके लिए आप कहीं एकांत में आंखें बंद करके बैठ जाएं और फिर कल्पना करें कि आप पेड़ पर लटके हुए एक नीबू को देख रहे हैं। ध्यान से देखें। आपको पेड़ पर लटकता नीबू तथा पेड़ के हरे पत्ते दिखाई देंगे। अब कल्पना करें कि आपने अपना दाहिना हाथ बढ़ाकर नीबू तोड़ लिया है। तोड़ते समय झटके को अनुभव करें। पेड़ आपको हिलता हुआ दिखेगा। अब आपको अपनी कल्पना में ही इस नीबू को काटना है। लीजिए, दाहिने हाथ से आप चाकू उठा रहे हैं। चाकू साफ नहीं लग रहा है, तो साफ करें और चाकू की तेज़ धार से नीबू के दो टुकड़े कर डालें। नीबू काटते समय इसके

हलके छींटे आपके चेहरे पर गिरे हैं, ऐसा अनुभव करें। इसके बाद नीबू को अपनी जीभ पर रखें तथा इसके रस का आनन्द लें। आप इस सबकी कल्पना करेंगे, मगर वास्तविक क्रिया जैसा आनन्द लेंगे। कल्पना शक्ति तथा याददाश्त को बढ़ाने का यह बहुत ही अच्छा तरीका है। इसी तरह आप नीबू की जगह किसी और चीज़ की भी कल्पना कर सकते हैं।

प्रातः उठकर खाली पेट शीर्षासन करने से शरीर का सारा खून दिमाग की तरफ आ जाता है। इससे दिमाग को भरपूर खून मिलता है तथा वह तरोताज़ा हो जाता है। यह हमारी स्मरण शक्ति को बढ़ाता है। इसके अभ्यास के लिए आप दीवार का सहारा ले सकते हैं।

इन सब तकनीकों को अपनाकर आप अपनी स्मरण–शक्ति काफ़ी उन्नत कर सकते हैं, ताकि आपको अपना भाषण व आवश्यक तथा संगत बातें बाहर आती जाएं।

संचित ज्ञान का प्रयोग करें

आपने अब तक भाषण संबंधी जितनी भी तकनीकें सीखी हैं, उनका दैनिक बोलचाल में भी प्रयोग करें। शायद आपके दिमाग में यह प्रश्न घूम रहा हो कि सीखी हुई तकनीकों को कब से प्रयोग करना शुरू करें। मैं आपको उसका उत्तर देता हूं और वह उत्तर है 'ठीक अभी से।'

यह पुस्तक पढ़ने के बाद हो सकता है कि काफी दिन तक आपके पास भाषण देने का अवसर ही न आए, लेकिन मुझे विश्वास है कि आप ऐसे अवसर के इन्तजार में अभ्यास करना नहीं छोड़ेंगे। आपने अच्छी तरह जान लिया है कि इस पुस्तक में दी गई तकनीकों तथा विषयों को हम अपने दैनिक जीवन में प्रयोग कर सकते हैं। अतः आप इन तकनीकों को ठीक अभी से इस्तेमाल करना शुरू कर दें।

मैं बता चुका हूं कि अपने भाषण में अधिक–से–अधिक जानकारी शामिल करना चाहिए। ऐसा करने से विचारों में सजीवता आ जाती है। इससे पहले मैंने भाषण की बात की थी, लेकिन हमें अपने संभाषण, अपनी बातचीत में भी विशेष जानकारी को शामिल करना है। इससे पहले कि वार्त्तालाप को बेहतर बनाने की कोशिश करें, आपको अपने भीतर विश्वास पैदा करना है। अगर एक बार आपके भीतर विचारों को प्रस्तुत करने की उत्सुकता आ गई, तो आप विषय संबंधी नई–नई बातों की खोज करेंगे। प्रारम्भ में विचारों को व्यक्त करने का आपका क्षेत्र सीमित होगा, लेकिन धीरे–धीरे आपकी उत्सुकता बढ़ती जाएगी तथा आप अपने विचारों को अधिक जोश के साथ व्यक्त कर सकेंगे। ऐसा करने से लगेगा कि आपकी जिन्दगी में एक नया मोड़ आ गया है। जिन्दगी जीने का आपका अंदाज ही बदल जाएगा। भाषण की

तकनीकों को सीखने पर ठीक उतनी ही खुशी होती है, जितनी पहली बार साइकिल चलाने पर होती है। जिस तरह आरम्भ में व्यक्ति साइकिल पर संतुलन बनाना तथा उसे चलाना सीखता है तथा बाद में एक हाथ और फिर दोनों हाथ छोड़कर चलाने लगता है, ठीक उसी प्रकार आप भी तमाम तकनीकों का प्रयोग करते–करते उन्हें बेहतर ढंग से प्रयोग करना सीख जाएंगे।

जब हम किसी पड़ोसी को बताते हैं कि झूला कैसे बांधा जाता है, जब मां–बाप बच्चों को कोई बात समझाते हैं, जब एक औरत दूसरी औरत को अचार बनाने की विधि बताती है, जब एक यात्री दूसरे को घूमने की अच्छी, सस्ती तथा स्वास्थ्यवर्धक जगह के बारे में बताता है, तो विशेष जानकारी का ही प्रयोग होता है। आप ऐसी हर स्थिति में बेहतर जानकारी एक प्रभावशाली अंदाज में दूसरों के सामने प्रस्तुत करने की कोशिश करें। ऐसा करते रहने से आपका अच्छा अभ्यास होता रहेगा तथा जब आप कोई जानकारी अपने भाषण के दौरान प्रस्तुत करेंगे, तो आपको इसमें कुछ अजीब नहीं लगेगा।

भाषण देने के नियम तथा तकनीकें सीखने के साथ–साथ आपको ऐसे मौकों की भी तलाश करनी है, जहां आप इन तकनीकों का इस्तेमाल कर सकें अर्थात् आपको भाषण देने के अवसरों को ढूंढ़ना है। इसके लिए आप कई तरह की सभाओं, सम्मेलनों, सेमिनारों, संगोष्ठियों, अधिवेशनों में शामिल हो सकते हैं। आजकल हर शहर में अनेक संस्थाएं अवश्य होती हैं। ये संस्थाएं हर महीने अपने आयोजन करती रहती हैं तथा वर्ष के अंत में वार्षिक समारोह का भी आयोजन होता है। आप ऐसी संस्थाओं से जुड़ने की कोशिश करें तथा मंच पर आने का प्रयास करें। यदि आप ऐसी किसी संस्था से जुड़े हों तथा सक्रिय रूप से उसके आयोजन में भाग लेते हों, तो जब कभी वार्षिक समारोह में किसी महान् वक्ता या किसी नेता या फिर गायक को बुलाया जाएगा, तो आपको मंच पर परिचय भाषण देने का मौका मिल सकता है। भाषण के अभ्यास के लिए आप चुनाव के दिनों का भी फायदा उठा सकते हैं। इन दिनों अधिकांश नेता अच्छे, वक्ताओं की तलाश में रहते हैं। आपस के विचारों का अध्ययन करके अच्छी तैयारी के साथ बढ़िया भाषण दे सकते हैं। इससे आपको दोहरा फायदा होगा। आपको भाषण करने का अभ्यास तो होगा ही, साथ में पैसा भी मिलेगा।

अब आप पंद्रह–बीस मिनट का भाषण तैयार करें। इसमें दी हुई

तकनीकों को पढ़ें तथा भाषण लिखने में उनका प्रयोग करें। आपके भाषण देने का ढंग इतना सजीव तथा प्रभावशाली होना चाहिए कि जिस संस्था ने आपको आमंत्रित किया है वह अगली बार किसी और को न बुलाकर आपको ही बुलाए। आप अपने क्षेत्र के प्रमुख वक्ताओं से भी मिलें तथा भाषण के अवसरों को तलाशते रहें। माइक्रोफोन को अपना मित्र मानें। उसे देखकर खुश हों, सोचें कि अगर माइक्रोफोन नहीं होता, तो आपको ज्यादा जोर से चिल्लाकर भाषण देना पड़ता।

आकाशवाणी केन्द्रों में भी अनियमित उद्घोषकों (Casual Announcer) तथा वार्ताकारों को काम दिया जाता है। आप अपने क्षेत्र के आकाशवाणी केन्द्र से संपर्क करके अच्छा अभ्यास कर सकते हैं। यहां आपको बहुत-सी नई बातें सीखने को मिलेंगी। आवाज़ को साफ तथा प्रभावशाली बनाने के लिए आकाशवाणी केन्द्र बहुत ही बढ़िया जगह है।

सफल वक्ता के जीवन की अधिकांश समस्याएं अपने आप ही सुलझती चली जाती हैं। वक्ता बनने के बाद उस व्यक्ति में इतना उत्साह आ जाता है कि उसे कठिन-से-कठिन काम भी आसान लगने लगता है। मेरे एक मित्र को कॉलेज छात्रसंघ का अध्यक्ष चुना गया। उसे छात्रों को संबोधित करने के लिए भाषण देने पड़ते थे। उसने अपने भाषणों को रोचक तथा प्रभावशाली बनाया। कॉलेज छोड़ने के बाद वह आकाशवाणी से जुड़ गया। उसके द्वारा बनाए गए कार्यक्रम तथा मन लुभाने का तरीका आकाशवाणी के श्रोताओं को बहुत पसंद आया। लोग उसकी आवाज़ के दीवाने हो गए। एक बार एक रिश्वतखोर नेता के साथ उसका झगड़ा हो गया। उसको सबक सिखाने के लिए वह भी राजनीति में कूद गया। जहां भी वह भाषण देता था, श्रोताओं की अच्छी-खासी भीड़ जमा हो जाती थी। इसकी आवाज़ के दीवाने लोग इसके समर्थक बन गए तथा इसे भारी बहुमत से जिताकर विधानसभा का सदस्य बना दिया।

दरअसल आप एक सफल वक्ता हैं, तो जनता की नब्ज़ को समझ सकते हैं। जनता को किस प्रकार संतुष्ट करना है, आपको अच्छी तरह से मालूम है। बस, आपको मौके के अनुसार तथा जनता के मिज़ाज़ को समझते हुए ओजपूर्ण ढंग से संवेदनशील भाषण शुरू कर देना चाहिए। मैंने स्वयं अनुभव किया है कि बहुत सारे व्यक्ति केवल इसलिए सफल नहीं हो पाते, क्योंकि वे अपने बेहतरीन विचारों को दूसरों के समक्ष व्यक्त करने से झिझकते रहते हैं। मुझे विश्वास है कि आपने झिझक और घबराहट जैसी

चीज़ों से स्वयं को अब तक मुक्त कर लिया होगा।

जब हम कोई नई चीज़ जैसे स्केटिंग, निशानेबाज़ी या फिर कोई नई भाषा सीखते हैं, तो शुरू में तो हम काफी उत्साह दिखाते हैं तथा बड़ी मेहनत करते हैं, लेकिन थोड़ा-सा सीख लेने के बाद हमारी सीखने की गति धीमी पड़ जाती है। अधिकांश लोग इस कारण कामयाब नहीं हो पाते, क्योंकि वे जिस उत्साह से कार्य शुरू करते हैं, उसी तरह के उत्साह के साथ अंत तक नहीं पहुंच पाते। अगर आपने सफल तथा प्रभावशाली वक्ता बनने का निश्चय कर लिया है, तो मैं आपको यह सलाह देना चाहूंगा कि जब तक आप इस क्षेत्र में सफल नहीं हो जाते, तब तक डटे रहें। जब किसी ऊंचाई की ओर बढ़ते हुए हम अचानक रुक जाते हैं, तो वहीं संतुष्ट होकर हम वापस भी गिर सकते हैं। इसीलिए जब तक आप सफलता के शिखर पर नहीं पहुंच जाते, बिना सिर उठाए डटे रहें। सफलता के मार्ग पर हम जितनी बार रुकेंगे या पीछे हटेंगे, सफलता उतनी ही मुश्किल होती जाएगी।

थोड़ी-सी घबराहट हर वक्ता को रहती है, अतः इसे अपना साथी मानें। यदि यह थोड़ी-सी घबराहट भी आपका साथ छोड़ जाएगी, तो आप अपने आपको बहुत बड़ा वक्ता मानने लगेंगे तथा और अधिक तरक्की नहीं कर पाएंगे। बड़े-से-बड़े वक्ता तथा संगीतज्ञ से भी जब मैंने बात की, तो मुझे पता चला कि यह थोड़ी-सी घबराहट उनका भी तब तक साथ नहीं छोड़ती, जब तक उन्हें मंच पर बोलते या गाते हुए थोड़ा-सा समय हो जाता है। यही वह घबराहट है, जो उन्हें अधिक-से-अधिक परिश्रम करने तथा अपनी सफलता को बरकरार रखने में मदद करती है।

इन महान् लोगों की तरह आपने भी घबराहट को अनुभव किया होगा, लेकिन यदि तकनीकों को पढ़ा तथा अपनाया है, विस्त त ज्ञान किया है तथा सही विषय का चयन किया है, तो मंच पर जाने तथा श्रोताओं का सामना करने की घबराहट के साथ आपकी अन्य चिंताएं भी दूर भाग जाएंगी। जैसे ही आप मंच पर आकर आरम्भ के कुछ वाक्य बोलेंगे, तो चेहरे से घबराहट का पसीना तथा फीकापन दूर भाग जाएगा तथा एक विश्वास की चमक आ जाएगी।

इतिहास में कुछ ऐसे लोग हुए हैं, जो अपनी कड़ी मेहनत तथा लगन के बल पर सफलता के शिखर तक पहुंचे हैं। ऐसे लोगों के जीवन से हमें अवश्य ही सबक सीखना चाहिए। अमेरिका के भूतपूर्व राष्ट्रपति अब्राहम लिंकन के बारे में भला कौन नहीं जानता। इनका जन्म इतने गरीब परिवार में हुआ था कि रोटी के भी टोटे पड़ जाते थे। मेहनत–मज़दूरी करके उन्होंने कुछ पुरानी किताबें खरीदीं। कभी घर में आग की रोशनी में तथा कभी शहर की गलियों में लगे बल्बों के नीचे बैठकर इन्होंने पढ़ाई की। कोयले से पेन तथा पेंसिल का काम लिया। कड़ी मेहनत करके ज्ञान अर्जित किया। लिंकन जंगलों में जाकर पेड़–पौधों के सामने तथा कभी गांव वाले लोगों को इकट्ठा करके भाषण का अभ्यास करते थे। उनका यह अभ्यास तथा कड़ी मेहनत एक दिन रंग लाई और वह अमेरिका के राष्ट्रपति चुने गए।

मैं यहां आपको यह बताना चाहता हूं कि मेहनत करके रोटी कमाने वाला तथा फटी–पुरानी किताबों से ज्ञान प्राप्त करके यदि व्यक्ति राष्ट्रपति बन सकता है, तो बड़ी आसानी से आप एक सफल एवं प्रभावशाली वक्ता भी बन सकते हैं, क्योंकि आपके पास तो बहुत सारी सुविधाएं उपलब्ध हैं। जरूरत है, तो बस द ढ़ निश्चय, कठिन परिश्रम तथा सच्ची लगन की। अधिकांश लोग केवल इसलिए असफल रहते हैं, क्योंकि उनको कोई उचित मार्गदर्शन करने वाला नहीं मिलता। लेकिन मुझे खुशी है कि आपने अपने मार्गदर्शन के लिए मेरी बताई हुई विधियों और तकनीकों को चुना है। मेरा विश्वास है, सफल वक्ता बनने के लिए इससे बढ़िया तकनीकें किसी ने आज तक नहीं बताई होंगी।

आप जब भी यह तय कर लेंगे कि सफल होना ही है और इसको अपना उद्देश्य बना लेंगे, तो आप अवश्य ही अपनी मंजिल पर पहुंच जाएंगे। छात्र के सामने एकमात्र उद्देश्य होता है कि उसे हर हाल में परीक्षा में पास होना है। इसके लिए वह घोर परिश्रम करता है और एक दिन अपने उद्देश्य में सफल हो जाता है। लॉरेंस स्टर्न का कहना है कि उद्देश्य अच्छा रहने पर द ढ़ता के नाम से और बुरा रहने पर हठधर्मिता के नाम से जाना जाता है। आपका उद्देश्य अच्छा है, इसलिए द ढ़ता अवश्य आएगी, जो आपके सफल वक्ता बनने में सहायक होगी। मेरा आपसे यही कहना है कि सीखना शुरू

करने से पहले ही अपने उद्देश्य के प्रति समर्पित हो जाएं। इसमें ईमानदारी से मेहनत करना भी छिपा होता है तथा सकारात्मक सोच भी आपको मज़बूत बनाती है।

इमर्सन ने एक बार कहा था कि विश्व के इतिहास में प्रत्येक महान् और महत्त्वपूर्ण आंदोलन उत्साह की सफलता है। एक और स्थान पर उन्होंने यह भी कहा है कि बिना जोश के आज तक न तो कोई सफल हुआ है और न ही हो सकेगा। माउंट एवरेस्ट पर चढ़ने वाले लोगों से जब मैंने बात की, तो पता लगा कि उनके जोश और उत्साह से ही, उन्हें विजय मिली और उन्होंने चोटी पर झंडे लहराए। आप तमाम तकनीकों को पूरे उत्साह और जबर्दस्त जोश से सीखें फिर देखें, एक दिन सफलता आपके कदम अवश्य चूमेगी और आपकी प्रतिष्ठा लोकप्रिय वक्ताओं में होने लगेगी।

भाषण में प्रयुक्त सहायक सामग्री

चीन की एक पुरानी कहावत है कि 'एक तस्वीर हज़ारों शब्दों से ज्यादा काम करती है।' तस्वीरें, नक्शे, स्लाइड्स, मॉडल आदि से श्रोताओं को किसी बात को समझाना बहुत आसान हो जाता है। इस तरह श्रोताओं के सामने व्यक्त किया गया भाषण या संदेश उन्हें जल्दी समझ में आ जाता है तथा लंबे समय तक याद रहता है। अगर हम उसी संदेश को केवल शब्दों के माध्यम से व्यक्त करें, तो उसमें संप्रेषणीयता कम होगी। ऐसे में श्रोताओं को बांधने के लिए अधिक से अधिक शब्दों की आवश्यकता पड़ेगी, लेकिन इसकी कोई गारंटी नहीं कि उन्हें पूरी तरह मोह लें। द्वितीय विश्व युद्ध के दौरान चर्चिल के जीत के V चिन्ह ने भी श्रोताओं में उतना ही जोश भरा, जितना उनके जोशीले भाषणों ने।

भाषण में सहायक सामग्री से वक्ता अपने विचारों को कम समय में व्यक्त करता है तथा उसमें व्यावहारिकता का पुट होता है, जो सीखने समझने को आसान कर देता है। सड़कों के किनारे लगे हुए चिह्नों वाले बोर्ड देखकर ड्राइवर आसानी से समझ जाता है कि आगे रोड तंग है, स्कूल है, अस्पताल है, स्पीड ब्रेकर है या फिर रेल फाटक है। इन सब चीजों को बोर्ड पर छोटे–छोटे चिह्न बनाकर दर्शाया जाता है। यदि इन्हीं बोर्डों पर चिह्नों की जगह कोई संदेश लिखा होता, तो शायद ही इसे पढ़ने के लिए कोई रुकता।

हमारी आंखों से लेकर हमारे दिमाग तक जो नसें (Nerves) जाती हैं, वे उनसे कई गुणा लंबी होती हैं, जो कान से दिमाग की ओर जाती हैं। वैज्ञानिकों द्वारा की गई खोजों से पता चलता है कि हम कानों द्वारा सुनी गई

बातों की अपेक्षा आंखों द्वारा देखी गई चीजों की ओर पच्चीस गुणा अधिक ध्यान देते हैं।

बच्चों को जब बचपन में अंग्रेजी सिखाई जाती है, तो उसे A सिखाने के लिए लाल रंग का 'सेब' (Apple) दिखाया जाता है। यदि हिन्दी का अ शब्द सिखाना है, तो उसे अनार दिखाया जाता है। यदि हिन्दी या अंग्रेजी ऐसे सिखाई जाए, तो जब भी बच्चे के सामने A शब्द लिखकर उससे पूछा जाता है कि यह क्या है, तो उसे पहले सेब दिखाई देता है और फिर A याद आ जाता है। इसी तरह यदि अपने भाषण संबंधी विषयों को भी चित्रों, स्लाइडों तथा मॉडलों की सहायता से समझाते हैं, तो हमारे विषय में रोचकता बनी रहेगी तथा श्रोता उन्हें आसानी से समझ सकेगा।

जब भी आप इस सहायक सामग्री का इस्तेमाल अपने भाषण में करते हैं, तो निम्न बातों का आपको विशेष ध्यान रखना है—

1. क्या ये श्रोता का ध्यान आकर्षित करेंगे?

2. क्या इन्हें दूर से साफ देखा या पढ़ा जा सकता है?

3. क्या ये परिस्थितियों के अनुकूल हैं?

4. क्या आपको वास्तव में इनकी जरूरत है?

5. क्या यह सामग्री आपको आसानी से उपलब्ध हो जाएगी?

6. क्या आपका शाब्दिक वर्णन इससे अच्छा है?

7. क्या यह विषय से पूरी तरह संबंधित है?

इन सब बातों के साथ-साथ आपको यह भी ध्यान रखना है कि कौन-कौन सी चीजों को किस तरह पेश करना है तथा कौन सी चीजों को नहीं। जैसे,

1. सहायक सामग्री की वस्तुएं संख्या में बहुत अधिक नहीं होनी चाहिए, क्योंकि आप एक भाषण दे रहे हैं, न कि नुमाइश लगा रहे हैं।

2. बोर्ड आदि पर बहुत ज्यादा जानकारियां दर्शाने की कोशिश न करें, क्योंकि ऐसा करने से उन्हें समझाने में मुश्किल होगी तथा श्रोता इस जानकारी में ही उलझ कर रह जाएंगे।

3. इस सहायक सामग्री को अच्छी तरह से परख लें तथा इस पर थोड़ा अभ्यास भी कर लें। यदि आप प्रक्षेपक (Projector) का इस्तेमाल कर रहे हैं, तो इसका फ्यूज आदि चेक कर लें, साथ ही इसे लगा कर भी देख लें कि

यह सही कार्य कर रहा है या नहीं। इसके साथ आप अतिरिक्त तार आदि भी रखें। यदि भाषण के दौरान यह खराब हो जाता है, तो आपके पास ब्लैक बोर्ड तथा चॉक आदि भी होनी चाहिए।

4. जब आप भाषण के दौरान इन द श्य तथा श्रव्य सहायक सामग्री का इस्तेमाल करते हैं, तो ध्यान रखें कि अधिकांश समय आपका चेहरा श्रोताओं की ओर रहे। दर्शकों की तरफ पीठ करके कुछ न बोलें। ऐसा करने से उन्हें आपके शब्द साफ सुनाई नहीं देंगे।

5. जब आप श्रोताओं को सहायक सामग्री की कोई वस्तु दिखाते हैं, तो उसके सामने न खड़े होकर, एक तरफ खड़े रहें, ताकि श्रोता उसे ठीक से देख सकें।

6. बिना अर्थ की कोई रोचक तस्वीर या फिल्म दिखाने का कोई विशेष फायदा नहीं होता। केवल काम की बातें ही बताएं।

7. जहां तक संभव हो, इन वस्तुओं को जनता की नज़र से दूर रखें। श्रोताओं की नज़र इनके ऊपर तभी पड़नी चाहिए, जब आप इसे दिखाने के लिए हाथ में उठा लेते हैं।

8. अपने भाषण के दौरान द श्य तथा श्रव्य सहायक सामग्री की किसी वस्तु को दिखाने के लिए श्रोताओं के हाथों में न दें। ऐसा करने से उनका ध्यान उस वस्तु की ओर चला जाएगा तथा आपके भाषण को वे ध्यान से नहीं सुनेंगे।

9. जब आप ऐसी कोई वस्तु दिखाते हैं, तो लगातार उसकी ओर न देखकर श्रोताओं की ओर देखें, क्योंकि आप श्रोताओं को समझा रहे हैं, न कि उस वस्तु को।

10. वस्तु को अपने हाथ में उचित ऊंचाई पर पकड़ें, ताकि श्रोता उसे ठीक ढंग से देख सकें।

11. जिन वस्तुओं का प्रयोग आप विचारों को समझाने के लिए कर लेते हैं, कोशिश करें कि उन्हें मंच से निकाल दिया जाए।

12. वस्तुओं को ठीक ढंग से रखें, ताकि भाषण देते वक्त उससे उलझकर आप गिर न जाएं।

इन वस्तुओं के प्रयोग के साथ–साथ आपको एक बात मालूम होना चाहिए कि ये वस्तुएं केवल सामग्री हैं। यह तभी सहायता करेंगी, यदि इनके

साथ–साथ आपका भाषण भी स्तरीय, रोचक तथा प्रभावशाली होगा। मैं आपको एक और विशेष बात बताना चाहता हूं और वह यह है कि आप स्वयं एक बहुत बढ़िया सहायक सामग्री हैं। श्रोता न केवल आपके शब्दों को सुनते हैं, बल्कि आपकी शारीरिक गतिविधियों को भी देखते हैं अगर मंच पर आप चुस्त, आत्मविश्वासी दिखते हैं, यदि आपकी वा र्त्ता से विश्वास झलकता है, आपके चेहरे पर जोश की चमक है, तो लोग आपके विचारों को ज्यादा ध्यान, रोचकता तथा जोश से सुनेंगे।

मंच पर भाषण के दौरान प्रयोग किए जाने वाले उपस्कर एक चॉक, टेपरिकार्डर, ब्लैक बोर्ड से लेकर कई तरह के इलैक्ट्र ानिक्स उपकरण आदि हो सकते हैं। आपके हाथों द्वारा बनाए गए चार्ट, तालिकाएं, रेखाचित्र, फोटो आदि भी हो सकते हैं। कुछ ऐसी सहायक सामग्री, जिसकी भाषण के बाद आवश्यकता नहीं है, आप उसे श्रोताओं को भी दे सकते हैं।

जब कभी अपने भाषण के दौरान आप मंच पर द श्य तथा श्रव्य सहायक सामग्री लेकर जाते हैं, तो इनसे आपका हौसला कई गुना बढ़ जाता है। आप स्वयं को अकेला न समझें, क्योंकि आपके साथ चार्ट, चॉक, मॉडल आदि ऐसे दोस्त हैं, जो आपका उत्साह भी बढ़ाएंगे तथा विचारों को प्रस्तुत करने में भी आपकी मदद करेंगे। आप इस कार्य के लिए जितनी वस्तुएं चाहें इस्तेमाल कर सकते हैं, लेकिन जब आप देखें कि इन चीजों को देखकर श्रोता ऊब गए हैं, तो इनका प्रयोग तुरन्त बंद कर दें।

भाषण के दौरान जब आप लिखने के लिए किसी चीज़ का इस्तेमाल करते हों, तो ब्लैकबोर्ड का प्रयोग कम करें, क्योंकि ब्लैकबोर्ड ठीक से साफ नहीं होता। इसके लिए आपको चॉक मिटाने वाला कपड़ा या डस्टर मांगना पड़ेगा। कई बार अच्छा लिखने वाली चॉक भी नहीं मिलती। चॉक से लिखने पर आपके हाथों तथा कपड़ों पर भी चॉक के सफेद दाग लग जाएंगे। ब्लैकबोर्ड कई जगह से चमकता भी है, जिसके कारण यह ठीक से पढ़ा नहीं जाता। अगर हम ब्लैकबोर्ड की जगह सफेद कागज़ या कार्डशीट का इस्तेमाल करें, तो इसका अच्छा प्रभाव पड़ेगा। सफेद कागज़ पर हम किसी

भी तरह के रंगों का भी इस्तेमाल कर सकते हैं। सफेद शीट पर लिखकर आपको मिटाने की जरूरत भी नहीं पड़ेगी।

भाषण के दौरान जब आप द श्य–श्रव्य सहायक सामग्री का इस्तेमाल करते हैं, तो आपको भाषण के समय का विशेष ध्यान रखना चाहिए, क्योंकि जब हम विचारों की अभिव्यक्ति के लिए सहायक वस्तुओं का प्रयोग करते हैं, तो सामान्य से काफी अधिक समय लगता है। यदि आप अपने भाषण में द श्य संबंधी वस्तुओं का इस्तेमाल करने जा रहे हैं, तो इसका भाषण से पहले अभ्यास कर लें, ताकि आपको पता चल जाए कि क्या इतने समय के दौरान आप अपना भाषण समाप्त कर भी लेंगे या नहीं?

यदि आपने द श्य–श्रव्य सहायक सामग्री के साथ कुछ समय के लिए अभ्यास किया है, तो मंच पर आपको कोई खास समस्या नहीं आएगी, लेकिन फिर भी यदि आपका एक उपकरण या उपस्कर ख़राब हो जाता है, तो आपके पास इसकी जगह कोई दूसरी चीज़ होनी चाहिए। अगर आप एक प्रोजेक्टर का प्रयोग कर रहे हैं, तो निम्न समस्याएं आ सकती हैं—

1. उलटा रखा गया उपकरण हो।
2. फोकस सही न बन रहा हो।
3. बल्ब जल चुका हो।
4. फ़्यूज़ चला गया हो।
5. गलत स्लाइड लगाई हो।

यदि आपके प्रोजेक्टर का फोकस सही जगह पर नहीं पड़ रहा हो, तो आपके श्रोताओं की गरदन में दर्द हो सकता है। प्रोजेक्टर का प्रयोग करते समय ध्यान रखें कि सारी स्लाइडें उचित क्रम में रखी गई हैं। संभव हो, तो स्लाइडों पर मार्कर पेन से कुछ निशान लगा दें, ताकि उनके क्रम का पता लग सके। आप हमेशा प्रोजेक्टर का इस्तेमाल करते हैं, तो ध्यान रखें कि अतिरिक्त फ्यूज़ तथा बल्ब हमेशा अपने पास रहे।

●●●

www.ingramcontent.com/pod-product-compliance
Lightning Source LLC
Chambersburg PA
CBHW061751270326
41928CB00011B/2462
* 9 7 8 9 3 8 1 4 4 8 5 8 8 *